军队职业与岗位的医学防护

JUNDUI ZHIYE YU GANGWEI DE YIXUE FANGHU

主　编　沙　杭

副主编　李丁川　蒋知新

编　者　霍文静　周　山　邹志康
　　　　包俊强　徐中华　许　杰
　　　　林　虎　卢岳青

人民军醫出版社
PEOPLE'S MILITARY MEDICAL PRESS
北　京

图书在版编目(CIP)数据

军队职业与岗位的医学防护/沙　杭主编. －北京:人民军医
出版社,2011.6
ISBN 978-7-5091-4082-6

Ⅰ.①军… Ⅱ.①沙… Ⅲ.①军队卫生学 Ⅳ.①R821

中国版本图书馆 CIP 数据核字(2011)第 082817 号

策划编辑:李玉梅　　文字编辑:陈　鹏　　责任审读:余满松
出 版 人:石　虹
出版发行:人民军医出版社　　　　　　　经销:新华书店
通信地址:北京市 100036 信箱 188 分箱　邮编:100036
质量反馈电话:(010)51927290;(010)51927283
邮购电话:(010)51927252
策划编辑电话:(010)51927300－8746
网址:www.pmmp.com.cn

印刷:三河市祥达印装厂　　装订:京兰装订有限公司
开本:850mm×1168mm　1/32
印张:8.625　字数:231 千字
版、印次:2010 年 6 月第 1 版第 1 次印刷
印数:0001～1020
定价:59.00 元

内容提要

　　本书分总论、各论和未来 3 篇,共 13 章。系统论述了军队职业化的必要性和发展过程,军队职业的分类、特点,伤害因素与防护。对军队职业的重要岗位(战位)常见伤害因素、医学防护需求、防护原则及防护措施作了重点论述。对军队职业医学防护的未来发展趋势作了宏观预测。内容丰富、观点新颖、知识性强、阐述深入浅出。是军、地医务人员认识和掌握军队职业伤害救治的重要参考资料,是军队职业人员认识职业伤害,提高职业伤害的防范意识,掌握预防职业伤害的基本原则和方法的必读书。

前 言

军队职业岗位从远古军队诞生的那天起就存在了,军队的军兵种和职业岗位始终伴随着时代的发展而变化。随着各国军队现代化建设的发展,军兵种越来越多,职业岗位的分工也越来越细,对人员素质的要求也越来越高。职业的稳定与变化同在,岗位的新建与淘汰并存,所以军队的职业岗位并没有固定的解释和标准,而是根据实际需要来设置的。

军队职业岗位的医学防护,是提高和保存战斗力的关键手段之一。但是以往的研究只是局限于具体的事件,迄今为止还没有进行深入地、系统地探索。为了探明军队主要职业岗位的分布情况、岗位的主要防护因素、岗位的重点医学防护技术以及未来岗位医学防护的重点,十几年来,我们根据各国军队职业岗位的历史与现状,查阅了国内外有关军队职业岗位的大量资料(档案、书籍、论文、期刊、报纸、网络、图片、实地调研等),收集到国内外军队许多具有借鉴意义的岗位医学防护的实际事例,去粗取精、融会贯通、相互借鉴、综合汇编,编写了《军队职业与岗位的医学防护》一书。

全书分为总论、各论和未来3篇,共13章,包括:军队职业的概述、分类、特点、防护因素、防护的原则、防护需求以及陆军、海军、空军、航天、战略导弹职业的医学防护措施,还有未来的军队职业、军队职业防护进展等内容。

本书力求内容丰富,观点新颖,涉及面广,理论与实践结合,深入浅出,旁征博引,集科学性、知识性、实用性及趣味性于一体,就军队职业的来源、设置、分类、医学保障及军队职业岗位的未来发展问题,进行了全方位的探讨;对重要岗位(战位)的防护因素及医学防护措施进行了重点的论述;提出了一些基础的、实用的、具体的防护原则、方法与要点。

本书可供各级、各类医务人员学习参考,特别适合军队和安全生产领域中不同职业、不同岗位人员参照使用。

由于国内外对于军队职业岗位没有标准的定义可参考,本书仅就军队主要的岗位进行了一些探讨,由于资料的掌握和历史发展的局限,错误和缺陷在所难免,请广大读者在使用中提出宝贵意见,也希望更多的人投入到军队职业岗位防护的研究中来,为提高部队战斗力服务。

沙　杭

2011 年 4 月

目录

总　论

各　　论

未　来

总　　论

　　军队的职业与职业岗位的医学防护,是一对孪生兄弟,谁也离不了谁。一方面,只要有军队职业的存在,就必须实施有效的医学保障;另一方面,只要医学保障能够做到位,就能提高军队职业的工作效率与质量。从古到今,各国军队职业的岗位设置,都是随着战争基本要素的改变而发生变化的,有关军队职业岗位(战位)的新标准也随着时代的变迁而不断推出,与之相伴而生的是对医学防护的新需求,特别是伴随着社会与科学技术的进步,针对军队职业岗位的医学防护研究会不断深入,医学防护的针对性及有效性将大大增强。

第**1**章 军队职业概述

军队职业,就是社会上所说的"三百六十行"之一,它伴随着战争的类型在强化,伴随着作战的方式在演化,伴随着军事的需要在固化,充满了时代的烙印。要了解不同时期军队职业的不断变化,就要从人类职业的诞生开始谈起。

第一节 职业的来源

中国是有五千年历史的文明古国。《周礼·考工记》中说:"知(智)者创物,巧者述之守之,世谓之工;百工之事,皆圣人作也。炼金以为刃,凝土以为器,作车以行陆,作舟以行水,此皆圣人之所作也。"这就是"天下百工圣人作"的由来。

一、行业概念

所谓"行业",就是人类为谋生而从事的各种职业(职业是个人在社会中所从事的并以其为主要生活来源的工作)。"行业"一词,还有许多替代性的称谓,如职业、行当,或带有江湖色彩的"门、流、花、教"等。古代流行的是"行",近代流行的是"业",现代流行的是"师"或"工"。

历史上究竟有过多少种行业,难以准确统计。据《鲁班书》中说:"金皮漂澄、风火雀要、财马利夸,每个字分管六门,共七十二门,每门分管五行,共三百六十行。"此说,将社会上的各行业分成了三个等级:大行业、中行业、小行业,是一种涵盖与被涵盖的关系。

人们在说到行业时,有三种不同层次的称谓:第一层次是行业种类的名称,如建筑业、梨园业、保镖业、医药业等;第二层次是行业单位的名称,如玉器作坊、戏班、剃头铺、书局等;第三层次是从业者的名称,如泥瓦匠、刻工、机工、金银匠等。

二、传统行业的划分

1.五花八门 由于古代兵法中有"五花"和"八门"阵法,江湖上就借用"五花八门"来称谓一些行业。

"五花"是用五种花代表五种行业:金菊花是指卖花女,木棉花是指江湖郎中,水仙花是指歌妓,火棘花是指杂耍艺人,土牛花是指脚夫。

"八门"与"五花"经常并提,说法不一。一种提法是:"巾门"指星相业;"皮门"指行医卖药;"彩门"指戏法魔术;"挂门"指玩拳练棒打把式;"平门"指说唱;"团门"是指串街卖唱、行乞的;"调门"是指扎彩、鼓吹的;"聊门"指戏班曲艺。另一种提法是《闲话八大门头》:"惊门"包括看相、算命、降妖、伏魔、仙姑之流,因为这类人出口便是祸福灾害,令人害怕,故名曰惊;"疲门"专指医药界人,因为行医要慢慢才红起来,故名曰疲;"飘门"指搞假赌博的、卖唱的、跑马卖解的以及其他一些跑码头的,因为这类人流动性大,行踪飘忽,故名曰飘;"册门"是指卖书籍字画的,因为书画皆可装订成册,在版本上也可以作假,还可偷卖黄色违禁书刊,故列入江湖而名为册;"风门"是专指看风水墓地的;"火门"是指炼丹烧汞、搞炉火的;"爵门"是指卖官鬻爵的;"要门"是指抢劫、强盗、化缘的,还有乞丐,因为这些人只是伸手而已,故曰要。

这些行业都是以三十六为基数,是与古时的语言习惯有关,如三十六计、三十六天罡等。所以,就有了三十六行、七十二行、三百六十行的说法。

2.三教九流　"三教"是指儒教、道教、佛教。"九流"有多种说法,还分为上九流、中九流、下九流等。上九流通常是指:一流佛主(祖),二流仙;三流皇帝,四流官;五流员外(斗官),六流客(客商或科);七烧(烧锅或工),八当(当铺、商),九庄田。这包含了不同的行业,也含有等级的内容。

3.九佬十八匠　"佬"是指成年男子,含有轻视意味。

"九佬"是指剔脚佬、剃头佬、阉割佬、补锅佬、錾磨佬、摆渡佬、杀猪佬、摸鱼佬、打枪佬。

"十八匠"是指金、银、铜、铁、锡、木、瓦、窑、石、漆、弹、篾、染、画、雕、酒、箍、皮匠。

第二节　职业的分类

职业的分类有多种办法,其过程是非常复杂的。首先要明白如何区别行业的特征,才能进行有效的分类,不同行业之间有时还有一些交叉。

一、职业的特征

由于有了"同行如同命"的行业观念,才有了行帮的意识。行业(或职业)之间的区别,由以下要素构成。

1.特征　行业生产和经营的特征,是一个行业区别于另一个行业的最基本特征,也是产生行业意识的基础。军人用枪炮子弹来解决争端,木匠利用"斧锯锛锉"参加生产,理发匠利用刀剪梳篦给人理发,唱戏者用嗓音身段博得观众欣赏,生产经营特征是非常明显的。

2.行话　行话是行业间相区别的明显标识,也是强化行业意识的重要因素。行话的行业性很强,不同行业之间不能通用,而且刚听起来非常难懂,三言两语的盘问,就可以知道是否同行。理发业的《净发须知》中就记载了宋元时期理发业的隐语行话:

"南州走便北州游,三千里外也曾游,七千草镇留踪迹,无过刀铒最风流"。

3. 行规　行规是各行各业内部的规矩,组成了行会的行业,行规最严。严格的行规,无疑会加强从业者的行业观念,在行会领导下的行业的行规,更会加强从业者行业的集团意识。饭碗固然重要,但规矩更要严格遵守,同行之间不能脱离行规,看也好,听也好,吃饭穿衣也好,都有规矩,手艺人没有不讲规矩的。

4. 行俗　就是行业习俗,是各行业长久以来形成的风俗习惯。"行俗"对于强化从业者的行业观念、行业行为,作用相当大,如一个国家的民俗对于强化民族意识的作用一样重要。

5. 祖师　以上四大要素,促进了行业的产生与发展,孕育了行业崇拜神的产生,出现了第五大要素——祖师神,成为行业的重要标识、品牌。近代盛行,流传至今。

二、职业的分类

在过去,不同职业的分类,有如下的框架。

1. 军政官衔类　有官员、军人、警察、监狱、太监、胥吏、师爷、清客、衙役、长随等。

2. 建筑化塑类　木瓦石匠业、木雕业、锯木业、造车业、搭篷业、扎彩业、油漆、绘画、雕塑业、描金业等。

3. 陶瓷砖瓦业　陶瓷业、砖瓦业等。

4. 煤炭金属类　煤业、烧炭业、冶铸业、铸剑业、金银铜铁锡业、小炉匠、金属杂货业、机械业、淘金业、锅炉工等。

5. 工艺文化类　玉器业、景泰蓝业、笔业、墨业、纸业、砚业、书坊业、印刷业、刻字业、镌碑业、碑帖、拓裱业等。

6. 杂品百货类　皮箱业、皮革业、烟业、鞭炮业、蚊香业、梳篦业、针业、扇业、伞业、香烛业、度量衡业、算盘业、钟表业、玻璃业、弓箭业、锦匣业、编织业、粗纸业、眼镜业、香粉业、棕制品业、南货业等。

7. 纺织服装类　蚕业、丝织业、成衣业、寿衣业、帽业、网巾业、靴鞋业、帽绫业、绳带业、刺绣业、金线业、圆金业、丝线业、弹花业、毛制品业等。

8. 饮食类　厨业、盐业、酒业、茶业、酱园业、酿醋业、豆腐业、豆豉业、屠宰业、肉铺业、火腿业、海货业、蛋商、粮食业、糕点业、酥饼业、制糖业、蜜饯业、酸梅汤业、卖糖贩、干果业等。

9. 服务类　理发业、假发业、修脚业、澡堂业、礼茶业、吹鼓手、挑水业、消防业、粪业、医药业、接生婆、染业、颜料业、箍匠业、货郎、提篮小贩等。

10. 金融典当类　银行业、典当业、房纤手等。

11. 交通运输类　骡马行业、磨房业、搬运业、人力车业、仓储业等。

12. 水运畜产类　水运业、渔业、狩猎业、牛业、孵坊业、阉割业、兽医等。

13. 农林采集类　农业、饲养业、采参业、林业、果农、采菇业、花业等。

14. 武师教育类　武师、保镖业、教育业等。

15. 戏剧杂艺类　梨园业、影戏业、木偶戏业、说书业、相声业、乐工、南音、八音、二人转、拉洋片业、卖唱业、杂技业、魔术业等。

16. 嫖赌游民类　娼妓业、相公业、赌博业、乞丐、盗匪、窃贼等。

17. 宗教迷信类　命相家、风水先生、阴阳先生、巫师、巫医等。

第三节　军队职业与岗位

古今中外,军队始终是国家机器的重要组成部分。中国人民解放军是中国共产党缔造和领导下的一支人民军队,她以"为人民服务"为宗旨,以党和国家的利益为准则,以保卫国家和人民的安全为己任。在我国社会生活中得到人民的高度信任和拥戴,被誉为"人民的子弟兵",享有很高的社会地位。

一、军队职业的含义

就军人这一职业来说,主要有两种具体含义。

1. 社会职业之一　军人属于社会众多职业中的一种具体职业,是俗话说的"三百六十行"之一,但属于一种直接关系到国家安全的特殊行业。军人的含义就是奉献与牺牲,所以,也就有了职业军人、军事家的存在,在中国共产党领导下的人民军队中,许多军人以保卫国家安全、为人民利益而奋斗终生为目标,或默默奉献、浴血奋战、捐躯沙场,或为世界人民的和平而出使外国,葬在异国他乡,更多的人转业,投身到社会主义祖国建设的热潮中。

2. 军内职业分工　是军队内部各种职业的分工。军队是一个为政治服务的武装集团,需要高度集中、统一指挥、步调一致,才能取得战争的胜利。军队内部的不同职业,都是为了更好地执行战斗命令而设立的,有相互补充、相互支持、增强效率的功能,从而保证军队行动的准确和快速。

现代各国军队,是由陆军、海军、空军、航天军、"电子军"等部队的指挥与技术职业、岗位的复合组成,成为保证战争胜利的组织基础。现代战争,先由航天军进行卫星侦察、照相、定位,掌握战略信息,拉开作战序幕;"电子军"则实施全方位的电子侦察、电子干扰、电磁封锁,实现电子战的优势,造成敌人装备的眼瞎耳聋;海、空军实施联合攻击,精确打击,摧毁重点目标,打开海上与陆地的通道;陆军借助海、空军的掩护,发起地面攻击,直到取得胜利。这就是现代军队职业合理分工、相互配合,联合作战,最终取得胜利的基本模式。

二、军队职业与岗位的作用

职业与岗位,既是一个独立的个体,也是一个结构完善的整体。各国的军人,都是在一定岗位上从事自己的军事职业,完成自己的军队职业生涯。

1. **分工作用**　军队职业与岗位的设置,是有科学依据的,都是为了完成一定的岗位任务而确定的。岗位也叫战位,是基本的作战元素,设置得是否合理,直接关系到能否完成所赋予的岗位任务。随着士兵支持系统的日臻完善,单兵也已经成为基本的作战单元。指挥员是职业岗位,飞行员是职业岗位,炊事员也是职业岗位,只不过是分工不同而已。军队就是由千千万万个职业岗位组成的。

2. **互补作用**　军队职业与岗位之间,是一个互相补充的关系,目的是极大地提高工作效率。一艘军舰或潜艇、一架飞机、一辆装甲车、一所野战医院里的岗位成员之间,不论是指挥员、驾驶员,还是战斗员,都是互补的关系,如果相互配合不好,就会失去应有的岗位作用,丧失战斗力。

3. **保证作用**　军队众多职业与岗位的合理编设,是与部队的整体编制体制、武器装备规模、专业技术水平相一致的,目的就是为了保证战斗的胜利。比如,军事职业岗位是为了直接参与作战行动,后勤职业与装备职业岗位是为了提供物资供应、保障作战需要,政治职业岗位是为了在思想上、政治上、组织上保证军事任务的及时顺利完成。不同职业岗位各有各的作用,缺一不可,形成了部队的战斗能力、保障能力和影响力。

4. **政治作用**　军队是国家机器的重要组成部分,军队的职业与岗位是完成国家赋予军队任务的必要保障。军队职业人员,不论职务高低、权力大小、身在何处,都是为实现国家政治目标服务的一分子,在抵抗外来侵略势力、维护社会政治稳定以及在战胜重大自然灾害、处理危机事件等方面,发挥着部队应有的作用,基本目的是维护国家安全。

5. 人道作用　军队职业人员还有一个重大任务,就是维持世界和平。中国是联合国安理会常任理事国,负有维护世界和平的使命,根据联合国在动乱、敏感和热点地区维持和平任务的具体需要,国家作出决定,军队中不同职业、岗位的人员到指定的国家或地区参与维和行动。这种近似于实战的军事行动,是和平时期锻炼部队的主要方式,也是考验军人职业素质高低的重要任务。

第四节　军队职业与医学

军队因战争而存在,战争中起决定作用的是人,而医学研究的对象也是人,正因为如此,军队职业与医学的关系较其他职业更为紧密。

一、战争对医学的要求

随着社会的发展,战争对医学的要求在不断变化,主要表现在以下几个方面。

1. 战争类型　战争是敌对双方为了一定的政治、经济目的而进行的具有一定规模的武装斗争,是政治集团之间相互斗争的最高形式。随着战争类型的不断更新,从冷兵器战争、热兵器战争、机械化战争、核武器战争向信息化战争的演变,军队的职业与岗位设置优存劣汰,发生了翻天覆地的变化,设立的军种越来越多,配合的兵种越来越全,需要的战斗指挥与技术岗位越来越细,需要的军人军事和技术素质越来越高,军队职业、岗位的种类与组成也更加复杂,卫勤保障的重点也在发生改变。

2. 作战样式　随着作战样式的不断演变,战术、战役、战略的规模都在发生变化,从游击式、对阵式、阵地式、跨海式,向不对称的轰炸式、斩首式(精确打击式)、封锁式的演化,作战的精准度越来越高,杀伤力越来越大,杀伤种类越来越多,伤员的伤情更加复杂,伤势更加严重,需要更多的集约化随行或机动保障,战略卫勤保障的难度在不断增加。

3. 武器进化　随着武器装备的不断研制、定型与列装,武器性能不断改进,从常规武器、核武器、化学武器、生物武器、大规模杀伤性武器,向微波、激光等新概念武器、微型武器、失能性武器和环境武器的进展,武器的杀伤性能出现多样化,致伤因素出现复合化,需要先搞清楚是什么武器致伤,才能获得准确治疗,临床诊治的复杂程度在加大。

4. 卫勤改革　随着新军事变革的发展,军队后勤保障也在不断改革,新的后勤保障方式要求卫勤保障能力不断提升,以适应军队后勤保障模式的整体建设。随着时代的发展,卫勤保障的基本方式,从遂行保障、阶梯保障、机动保障,向跨越式保障、无缝隙保障、一体化保障和应急机动保障演变,形成了集约式、模块化、信息化、机动化的保障体系,实现了卫勤保障方式的跨越式发展。

5. 关注生命　随着"以人为本"理念的不断深化,军人生命的重要性在作战中得到具体体现,"医疗与士兵同在""零伤亡"成为一种新的趋势。要对不同职业与岗位的军人进行有效的卫勤保障,就需要对军队不同职业与岗位的保障特点与难点进行研究,提出职业与岗位的具体目录、防护保障需求和保障措施,真正实现现代卫勤的无缝隙保障。

二、战争对医学的依赖

战争所依靠的主要工具是武器,各种武器都有赖于医学的积极参与及时保障,主要体现在以下几个方面。

1. 武器由人使用　任何武器装备都是由人使用的,这就有了一个人机工效和人机环境的适应问题。武器装备的设计是否科学、合理,用起来是否得心应手,能否达到最佳杀伤力,都需要用医学的原理来帮助或改进设计。如飞机舱室的舒适性、装甲车内的减振装置、潜艇里的氧气保障、精密装备的仪表设计、单兵系统的配套性以及火炮的噪声防护、坑道的空气质量监测,必须用医学来评估与验证。

2. **武器作用于人**　武器的作用对象主要是人,就有了武器装备的生物学效应问题,就是说武器能否产生预定的杀伤力和如何防护,要用医学工程的原理与方法来实验。如核武器的杀伤作用和效果、化学武器作用于人体的部位与效应、生物武器的杀伤原理与投放方式以及炮弹对工事内部人员的杀伤力、新概念武器的杀伤原理与生物效应。

3. **医学评估武器**　利用医学原理对武器毁损情况的评价,是武器装备发展的必由之路,没有医学科技的积极参与,任何武器装备都难以得到科学、快速的发展。最简单的反步兵武器如地雷的炸伤毁损,设计原理是在装填炸药 50g 时可以炸掉踝关节以下部位肢体;100g 时可以炸掉膝关节以下部位肢体;200g 时可以炸掉髋关节以下部位肢体。但是,现在的军事医学科技已经研究出可以防护 200g 以下地雷杀伤作用的防雷鞋。现场实验后,专门设计地雷的专家无奈地说:"我们只好设计新型地雷"。

事实证明,武器装备的研制必须有医学科技的持续介入,才是真正的武器研制;脱离了医学原理的武器装备,都是非常不可靠的武器装备,不论是在使用上,还是生物学效应上,都是大打折扣的。

三、军队职业医学防护的层次

军人的医学防护,根据人的基本需要和作战的需要分为生理、服装、装备、环境、心理需要等五个层次,是一个由低级向高级不断演化的防护过程。在满足基本防护需要的同时,还要抑制不切实际的个性防护需要,避免浪费资源。

1. **生理防护需要**　这是军人第一层次的基本防护需求,就是吃、喝、拉、撒、睡。保证营养、饮食和睡眠,属于军需、卫生部门的共同任务。只有军人基本生理需要都满足了,才能有精力、体力和战斗力;否则,就会影响军人的战斗能力。

2. 服装防护需要 这是军人的第二层次防护需求,也是作战的基本需要。不同的军队职业需要有合适的军装,便于作战和训练,如飞行员、航天员、坦克乘员、潜艇成员的防护服装就有特别的要求,这也是军需、卫生部门的共同任务。单兵作为作战单元,在信息时代,新型作战防护服装更具有特殊的意义。

3. 装备防护需要 这是指武器装备和保障装备,是军人的第三层次防护需求,是保证火力部署的基本元素。不论单兵装备(如士兵系统、轻武器)还是大型装备(如战车、军舰、飞机、火炮等),都要设计有相应的防护措施,保证使用者的基本安全,减少意外伤害。这是武器装备、卫生部门的共同任务。随着新武器的出现,新的防护措施必须跟上。

4. 环境防护需要 这是军人的第四层次防护需求,恶劣环境是人类难以逾越的一个重大障碍。因为人需要在适宜环境内生存、生活与作战,非常恶劣的自然环境(如高原、极地、寒区、热区、沙漠、海洋等),不适合人类的生存,自然对作战造成极大的影响。恶劣自然环境的防护问题,也就摆在了医学防护专家的面前。

5. 心理防护需要 这是军人的第五层次防护需求,已经成为现代战争中最高的防护需求,只要军人有很强的职责感、荣誉感和健康的心理防卫机制,才会有坚强的意志和顽强的斗志,才能战胜任何艰难险阻;一旦军人的心理防线崩溃,战斗力将不复存在,这也是心理战的核心内容。

第2章 军队职业的分类

军队是数百种社会职业中的一种,分为军种、兵种和职业岗位(专业兵)。

军种:军队内按主要作战领域和作战任务不同而划分的种类,通常分陆军、海军、空军3个军种。

兵种:军种内按主要武器装备和作战任务的不同而划分的基本种类,陆军分为步兵、装甲兵、炮兵、战略导弹兵、陆军航空兵、工程兵、通信兵、防化兵等;海军分为水面舰艇、海军航空兵、岸防兵、海军陆战队、水警部队等;空军分为航空兵、地空导弹兵、高射炮兵、空降兵、雷达兵等。

职业:个人在社会中所从事的、并以其为主要生活来源的工作。就军队职业而言,是指在军兵种内所从事的军队具体岗位。岗位是指站岗的处所或守卫的位置,也泛指工作的职位。

军队职业系统庞大、结构复杂,需要认真进行军人岗位的分类、组合、检测与评估,才能顺利进行扎实有效的医学保障。但是,各国军队职业并没有严格的界定标准和法律依据,而是根据实际需要设置的,所以这里只对主要职业岗位作一些简要介绍。

第一节 陆 军

任何国家的陆军,都是军队的骨干力量,兵力众多,职业或专业设置复杂,主要由下列兵种的职业岗位组成。

一、步兵

步兵是以枪械、小口径火炮、导弹、装甲车为基本装备,主要在地面作战的陆军兵种,分为徒步步兵和机械化步兵。

现在,机械化步兵是陆军基本的作战单位,主要特点是兵器以常规武器为主,装备以机械化为主,开进以摩托化方式为主,具有机动性强、行动迅速的特点。以人为作战单位主要职业岗位有:陆军士兵、轻重机枪手、狙击手、旗语兵、司号员、驾驶员、通讯员、火箭手、迫击炮手等。

二、装甲兵

装甲兵是以坦克和其他装甲车辆为基本装备,具有较强的活力、快速的机动力和较好的防护能力,主要执行地面突击任务的陆军兵种。

装甲兵包括轻、重装甲部队、坦克部队和两栖装甲部队。核心的装备是装甲车,主要用于火线或海上的快速穿插、抢滩、推进,具有在多种环境条件下作战的性能。以战车为作战单位,主要职业岗位有车长、驾驶员、射击手、装填员、联络员等。

三、炮兵

炮兵是以火炮、火箭炮、地对地战役战术导弹和反坦克导弹为基本装备,具有强大的火力、较远的射程、良好的射击精度和较高的机动能力,主要执行地面突击任务的陆军兵种。

炮兵包括各种火炮(如加农炮、榴弹炮、火箭炮、迫击炮、反坦克炮、无座力炮等)、高射炮部队。核心装备是火炮,主要用于对重点目标的覆盖、前沿道路的开通等。以炮为作战单位,主要职业岗位有:炮长、一炮手、二炮手、装填手、瞄准手等。

四、工程兵

工程兵是担负工程保障任务的兵种，由工兵、工程建筑和维护、地雷、伪装、给水工程等专业部队组成，核心装备是工程机械、桥梁器材、地雷及爆破器材、伪装器材等。

主要任务是修筑道路、架设桥梁、构筑给水站、建筑军事设施以及研究、埋设、排除地雷等。以连为作战单位，主要职业岗位有：高级工程师、工程师、技术员、绘图员、施工员、空压机手、风钻手、安全员、机电工、电工、瓦工、木工、管工、轨道工、罐车工、挖掘工、铲车工、伪装工等。

五、通信兵

通信兵是担负军事通信任务的兵种，由固定通信、野战通信、通信工程、指挥自动化、观通、导航、军邮等专业部队组成。

通信兵包括有关无线与有线通讯的部队。核心装备是收发报机，主要采用不同手段沟通部队之间的通信联络、信息沟通、作战命令的传达。主要职业岗位有台长、载波兵、接线兵、外线兵、维修兵、报务员、密码员、译电员、电话兵等。

六、汽车兵

汽车兵是以汽车等地面交通工具为基本装备，执行各种运输任务的兵种。

汽车兵包括轻重型卡车、面包车、小轿车、越野车、指挥车等部队。核心装备是车辆，主要用于军用物资、军队人员的运输。以车为作战单元，分布的职业有车长、驾驶员、维修工、教练员、试车员等。

七、舟桥兵

舟桥兵是以统一标准的军用船只为桥脚架设浮桥的兵种，主要装备就是舟桥和船艇。

舟桥兵由舟桥部队、汽艇部队、防护部队等分队组成。主要用于在江河上搭架临时的浮桥,为通行的部队开辟通道。以舟与桥为作战单元,分布的职业岗位有船长、舟桥兵、汽艇兵、驾驶员、潜水员、安全员等。

八、防化兵

防化兵也叫防化学兵,是担负防化保障与喷火、发烟任务的兵种。由防化(侦察、观测、洗消)、喷火、发烟等分队组成。

防化兵包括侦察部队、洗消部队、化学武器部队等。核心装备是化学武器、防化装备,主要是使用化学武器、侦察化学武器、人员洗消等。以排为作战单元,分布的职业岗位有侦察员、实验员、洗消员等。

九、卫生兵

卫生兵就是军队卫护生命的兵种。主要的装备就是医疗设备。

卫生兵包括勤务部队、防疫部队、医疗部队、机动卫生部队等。核心装备是野战卫生装备,主要是对官兵进行预防、急救、医疗和心理咨询。以单兵或集团形式为作战单元,分布的职业岗位有卫生员、卫生士官、助理军医、军医、主治军医、副主任军医、主任军医;护士、护师、主管护士、副主任护士、主任护士;技术员、主管技师、副主任技师、主任技师;药师、主管药师、副主任药师、主任药师等。

十、军需兵

军需兵是提供军队作战、训练、生活所需的给养、被服、装备等军需物资的兵种。

军需兵包括食品部队、服装部队、物资部队。核心装备是食品、服装,主要是保证部队官兵的衣与食。以连为作战单元,分布的职业岗位有司务长、炊事员、饲养员、种植员等。

十一、财务兵

财务兵是军队中有关财产的管理以及现金的出纳、保管、计算等事物的兵种。

财务兵是军队的财会人员,也是军队财务的管家。主要装备是经费和财务软件,为全军官兵进行财务服务、监督和咨询。以单兵为作战单元,分布的职业岗位有出纳员、会计、助理员、主任等。

十二、边防兵

边防兵是保卫国家主权、领土完整和安全,防备外来侵略,在边境地区所布置的防务部队。

边防部队是守卫祖国边防线的军队人员,常年生活在人烟稀少的边防地区,维护着国家领土的完整和安全。核心装备是常规武器、巡逻车、电爬犁、船艇、马匹等。以小分队日常巡逻为主要作战单元,主要的职业岗位有哨兵、巡逻兵、骑兵等。

十三、陆航兵

陆军航空兵是以直升机为基本装备,主要执行以航空火力支援地面作战和机降作战的陆军中的一个新兵种,由飞行部队和保障部队组成。

核心装备是各种型号的武装或运输直升机,具有空中突击、空中机动、空中保障能力。以单个飞机为作战单元,分布的职业岗位有直升机飞行员、领航员、机械师、地勤人员等。

十四、海防兵

陆军海岸防卫兵是国家为保卫国家主权、领土完整和安全,维护海洋权益,防备外来侵略,在沿海地区和海疆进行防卫和管理的兵种。以守卫海岸线为主要任务的部队,常年生活在海岛、边防线上。核心装备是常规武器和船艇,在领海的岛屿上驻守。以驻岛部队为作战单元,分布的职业岗位有岛礁哨兵、船艇兵、通信兵等。

十五、山地兵

山地部队是专门为在山区打仗而设置的陆军部队,主要守卫山峦起伏的山区和高原边防。核心装备是常规武器,以连为作战单元。分布的职业岗位有陆军士兵、轻重机枪手、狙击手、旗语兵、司号员、通讯员、火箭手等。

十六、船艇部队

船艇部队是陆军的一个兵种,主要在江河湖海中,为陆军提供作战支援。核心装备是船艇,在内陆河近海地区作战。以船艇为作战单元,分布的职业岗位有船长、船员、领航员、维修人员、机械师等。

十七、维和兵

参加联合国维持和平部队的中国军人就是维和兵,有工程部队、军事人员、医疗人员等。核心装备是相关兵种的武器、大型工程器械、野战医疗装备等,在国外单独进行作战与保障。以分队为作战单元,分布的职业岗位有指挥员、作战士兵、驾驶员、工程师、翻译、医务人员等。

十八、电子对抗兵

电子对抗兵是削弱、破坏敌方电子设备和系统的使用效能,保护己方的电子设备和系统的正常效能,而采取的各种措施和行为的部队。主要利用电子对抗、侦察、伪装、进攻、防御和干扰等手段,实现目标。

电子对抗兵也是所说的网络部队,利用电脑技术来威慑或打败敌人,同时又对公众的宪法权利进行保护。要在网络上得到更多的信息资源,必须成立专门的部队;加之,机要部门的网络每天都可能受到攻击,面临的威胁与日俱增,手段越来越先进,有窃取数据的罪犯,有搞恶作剧的黑客,有破坏信息系统和网络的恐怖分子,都需要认真对付。

电子兵的主要装备是计算机系统、破译软件等。以计算机平台为作战单元,分布的职业有计算机工程师、软件设计师、平台维护技师、信息分析师等。

十九、院校兵

院校是军队编制的重要组成部分,是技术人员集中的单位,负责军队相关人员的教育、培训,还承担科研任务。院校兵是院校的组成人员。主要的装备是教材、教具。以教学班为单元实施教学,主要的职业岗位有校长、院长、系主任、教研室主任;教授、副教授、助教、教员;高级研究员、研究员、助理研究员;高级实验员、助理实验员、实验员等。

二十、军代表

军代表是军队驻在工厂的人员,负责军用产品的监督、检测、验收和装备部队。军队产品是否合格,军代表的作用是非常关键的。分布的职业岗位有主任、军代表、技术人员等。

二十一、仪仗兵

仪仗队是执行礼节性人物的武装部队,各国规定的人数不等。主要为迎接国外的国家元首和政要,或重大典礼活动而设立的陆、海、空三军仪仗部队,属于礼仪性质的部队。主要职业岗位有指挥员、仪仗兵。

二十二、骑兵

我军骑兵于 1928 年 4 月成立,骑兵部队最多时 12 个骑兵师 10 万骑士,开国大典时骑兵 3 师 3 000 余匹战马组成了白马连、红马连、黑马连,接受检阅。随着形势发展 1985 年取消了骑兵兵种。目前,只在边防部队保留少量骑兵分队,担任战备值班、抢险救灾、应对突发事件等任务。主要的职业岗位有指挥员、饲料员、饲养员、骑手。

二十三、铁道兵

铁道兵是专管修筑铁路的部队,人员众多。我军铁道兵于 1948 年组建,最多达 40 余万人,随着形势的发展,逐步减少员额,1984 年 1 月 1 日专门的铁道兵部取消,并入铁道部,仍有少量专门的铁道部队。分布的职业岗位有工程师、技术员、绘图员、施工员、空压机手、风钻手、安全员、机电工、铁匠、桥梁工、铺路工、养护工、电工、瓦工、木工、管工、轨道工、罐车工、挖掘工、铲车工等。

二十四、基建工程兵

全名是基本建设工程兵,1966 年组建,主要是搞国家的重大基本建设,大部分转入武警部队。1982 年建制取消,存在 16 年,是保留时间最短的兵种。基本岗位设置,与工程兵部队相同。

二十五、探照兵

探照灯是用于远距离搜索和照明的一种装置。装有雷达的叫雷达探照灯,能准确地照射目标,并自动跟踪,配合高炮部队和航空兵在夜间寻找空中目标,我军探照兵 1950 年 8 月成立,随着防空武器的发展,探照灯被淘汰,1974 年取消了探照兵。

二十六、司号兵

我军自 1927 年成立之始就有了司号兵。在军队编制中,师、团通信部门有号长、营有号目、连有司号员,司号兵部队是专门培养、使用司号员的单位,1985 年司号兵建制取消。

第二节　海　军

海军是以舰艇部队为主体,主要在海上作战的兵种。具有在水面、水中、空中作战的能力。海军的组成非常复杂,由多兵种组合而成。主要由下列兵种的职业岗位组成。

一、水面舰艇部队

水面舰艇部队是在水面遂行战斗或保障勤务的舰艇总称。包括 500 吨以下的艇、500 吨以上的舰,是海军最庞大的海上部队。舰种类别分为战斗舰艇和勤务舰船。其中舰种有以下几种。

战斗舰种:巡洋舰、驱逐舰、护卫舰、布雷舰、扫雷舰、登陆舰、猎潜舰、导弹艇、鱼雷艇等。担负海军主要作战任务。

勤务舰种:修理舰、运输船、油船、水船、测量船、打捞救生船、拖船、医院船、练习舰、侦察船、航标船、破冰船、工程船、起重船、靶船、消磁船、冷藏船、捞雷船等。担负海军主要的海上作战保障和训练任务。

水面舰艇主要的职业岗位有舰长、政委、轮机兵、雷达兵、声纳兵、瞭望兵、通信兵、抛缆兵、炮手、水手、旗语兵、导航兵、鱼雷兵、导弹兵、卫生兵、炊事员、气象兵、锅炉兵等。

二、潜艇部队

潜艇是能潜入水下活动和作战的舰艇,水中排水量数十吨到数万吨,下潜深度 100～900m,具有良好的隐蔽性、较大的自给力、续航力和突击威力,能远距离长期独立在海上进行战斗活动。主要是袭击敌人的大、中型舰船和岸上重要目标。

潜艇部队包括常规潜艇、核潜艇、潜艇母舰等,主要在海洋的水下作战,攻击水中目标。潜艇部队往往需要在水下潜水很长时间。主要的作战装备是潜艇,分布的职业岗位有艇长、政委、轮机兵、雷达兵、声纳兵、通信兵、抛缆兵、水手、旗语兵、导航兵、导弹兵、卫生兵、炊事员、锅炉兵等。

三、岸勤部队

海军基地是负责所辖海区作战任务、保障海军兵力训练和进行日常战斗生活的军事基地,建有舰船停泊场、机场及修理、供应、医疗、通信等设施及相应的防御设施。海军基地的岸勤部队,是海军的补给基地,负责水面舰艇的武器、弹药、后勤物资、食品、药品等的补给与保障。主要的装备是补给线,分布的职业岗位有:基地主任、仓库保管员、码头管理人员、警卫人员、卫生人员、军需人员、武器管理人员等。

四、海军陆战队

海军陆战队是承担两栖作战任务的海军兵种。配有登陆工具和适宜登陆作战的武器。作为海军的特种兵,主要的装备是常规武器,在陆地、海岛上作战,执行先头部队的任务。完全是陆军的编制,主要突出野战生存能力,分布的职业岗位有主官、陆战队员、狙击手、报务员、通信兵、卫生员等。

五、水警部队

水警部队是对一定海域的警戒和保卫。是海军的守卫岛、礁的军人。主要装备是常规武器,作战的区域就在所守卫的地区范围内。以岛礁的大小,决定守卫的人数,任务非常明确。大约几个月轮换 1 次。分布的职业岗位有司令员、政委、守卫不同岛礁的主官、水警人员等。

六、海军航空兵

海军航空兵是以飞机为基本装备,主要在海上和濒海作战的海军兵种,由舰基航空兵和岸基航空兵组成。它是海军的主战兵种,与空军的航空部队编制基本一致,执行领海上的空中作战任务,攻击敌方的海上、空中目标,保卫己方的基地、码头、机场等。

主要的装备是作战飞机、场站。分布的职业岗位有司令员、政委、飞行员、领航员、飞行管制员、机械师、地勤人员、通信兵、气象人员、工程人员、卫生人员、军需人员、信号灯人员、雷达员等。

七、潜水兵

潜水兵也叫"蛙人"部队,是专门进行水下作业、作战的人员,尤其在需要海底紧急救援、探险、勘查时,可以发挥重要的作用。

主要装备是潜水服、操作船、高压氧舱等。分布的职业岗位有队长、潜水员、保障人员、后勤人员、工程人员、高压氧技师、有关专家等。

八、两栖部队

两栖部队是在水陆两种条件下都能够作战的部队。在陆军与海军都有编制部队,放在这里一起叙述。两栖部队的主要作战装备是两栖装甲车、两栖坦克车,执行遂行作战任务。分布的职业岗位有车长、驾驶员、射击手、装填员、联络员等。

九、航空母舰部队

航空母舰是以舰载机为主要武器,并作为其海上活动基地的大型军舰。满载排水量2万~10万吨,有机库、升降机、飞行甲板、飞机弹射器等特殊装置。最大作战半径200~1 000km,能远离海岸机动作战。分为攻击航空母舰和反潜航空母舰。

　　航空母舰部队的主要装备是航空母舰,还有相关的辅助舰艇,保证其安全、保障其各种物资送往供应。可以在世界上的任何海洋进行远距离作战。分布的主要职业岗位有舰长、政委、轮机兵、雷达兵、声纳兵、瞭望兵、通信兵、抛缆兵、炮手、水手、旗语兵、导航兵、鱼雷兵、导弹兵、卫生兵、炊事员、气象兵、锅炉工;飞行员、领航员、飞行管制员、机械师、地勤人员、通信兵、工程人员、军需人员、信号灯人员、雷达员、固定设备人员等。

第三节　空　军

　　空军是航空兵为主体、多兵种组合、主要在空中作战的军种。在新形势下的战争中有先期打击的优势,能造成地面人员的极度恐慌心理。空军的作战地域,正在由空中向地面及海岛转移。主要由下列兵种的职业、岗位所组成。

一、航空兵部队

　　航空兵部队是以军用飞机和直升机为主要装备,在空中作战和执行空中保障任务的部队。现代军队的陆军、海军、空军都有自己的航空兵。

　　空军航空兵包括歼击航空兵、歼击轰炸航空兵、轰炸航空兵、强击航空兵、侦察航空兵、运输航空兵和其他专业航空兵。是空军的主战部队,主要装备是不同型号的战斗机。由于飞行是非常复杂的系统工程,飞机性能和飞行员素质是主要因素。主要的职业岗位是指挥员、飞行员、领航员、地勤人员、保障人员、导航员等。

二、地勤部队

　　地勤是在地面上为保障飞机或其他航空器执行飞行任务而进行的各种勤务,与空勤相对。在空军飞行场站的各类地勤人员,是保障飞机正常飞行的技术和物质基础,不同类别的场站,由于飞机性能的差异,有不同的条件和人员要求。分布的职业岗位有站长、政委、机械师、飞行管制员、通信兵、警卫人员、气象人员、工程人员、卫生人员、军需人员、信号灯人员、雷达员、制氧人员等。

三、雷达兵

雷达兵是利用发射和接收反射电磁波发现目标并测定其位置的电子设备的部队,主要设备是发射机、天线、接收机、显示器等。用于侦察、警戒、导航、跟踪、瞄准、制导和地形测量等。

对于空军来说,雷达就是眼睛。空军的雷达部队遍布全国各地,是实行空中飞行管制的基本设备和信息。核心装备是各种型号的雷达,在相关区域内搜索目标,进行跟踪,实施指挥。以雷达阵地为作战单位,分布的职业岗位有站长、政委、雷达兵、机械师、工程师、报务员、哨兵等。

四、运输机部队

运输机部队是运送部队和战备物资的主要力量。核心装备是不同型号的运输机,在后方与战区之间进行人员、物资的转运,保证战争的可持续进展。分布的职业岗位有飞行员、领航员、机械师、物资管理人员、军事交通管理人员等。

五、轰炸机部队

轰炸机部队是以炸弹、鱼雷、空地导弹为基本武器,从空中对地面、水面、水下目标进行空中攻击的作战部队。装备分为战略轰炸机和战术轰炸机;也分为前线轰炸机和远程轰炸机。

对敌方军事目标进行战略轰炸的部队。在大规模作战时,地面部队需要轰炸机部队的配合,对主要军事目标进行毁灭性轰炸,保证地面部队行动的成功。主要装备是轰炸机,分布的职业岗位有飞行员、领航员、机械师、武器管理人员等。

六、侦察机部队

侦察机部队是利用装有航空侦察设备，专门用来进行空中侦察的作战飞机的部队。

对敌方的主要军事目标进行侦察，以了解敌方军事部署的真实情况。核心装备是侦察机和电子干扰、压制装备，分布的主要职业岗位有飞行员、领航员、机械师、情报人员、地图人员等。

七、油料部队

油料是空中飞行器的命脉。油料部队是负责为部队车辆、航空器进行加油的部队。

无论是地面加油，还是空中加油，都需要油料部队来完成。核心装备是加油装置和加油飞机，保证飞机参加战斗，提高飞行器的续航能力。分布的职业岗位有油料员、工程师、驾驶员、飞行员、领航员、机械师等。

八、试验部队

试验部队是空军对各种飞机性能、武器装备进行试验的部队，还要进行飞行员的改装试验。

核心装备是新型飞机、装备，在一定时间内进行性能试验。分布的职业岗位有试验员、飞行员、设计人员、工程师、机械师、工厂的军代表等。

九、直升机部队

直升机部队是使用由航空发动机带动旋翼旋转而产生升力和拉力航空器的部队。具有垂直起降、空中悬停、定点回转、前飞、侧飞、后退飞等性能。

空军的直升机部队，主要是在限定的空域内运输或补给物资以及救护伤员,不是主要的作战部队。核心装备是各种型号的直升机,主要的分布职业岗位是直升机飞行员、领航员、机械师、地勤人员等。

十、空降部队

空降兵也叫伞兵,以降落伞和陆战兵器为基本装备,航空器为运送工具,主要执行伞降和机降作战任务的部队,具有快速机动的特点。

空降兵是空军的陆战部队。以运输机运输与空投物资、人员到敌人后方区域,实施重点作战任务,能起到出其不意的效果。许多国家的特种兵就设在空降部队内。主要装备是运输机、作战装备、作战人员,分布的职业岗位有伞兵、信号兵、侦察兵、特种兵、装备兵、卫生兵、报务兵等。

十一、防空兵

防空兵是以地空导弹、高射炮、高射机枪为基本装备,主要执行地面防空作战任务的有关兵种。包括地空导弹兵、高射炮兵、雷达、电子对抗部队等。分布的职业岗位有炮手、驾驶员、工程师、导弹专家等。

第四节　航天部队

航天部队是一个近几十年发展起来的全新兵种,只有少数国家设置,职业涉及的距离远、范围大、保障难、需要的技术种类复杂。主要由下列职业、岗位组成。

一、航天员

航天员也叫宇航员,是驾驶、维修、管理航天器,并在航天过程中从相关科学研究或相关任务的人员。

航天员主要进行太空的作业,是航天部队的骨干力量。航天员的身体素质要求非常高,训练的难度大、时间长。航天员系统核心装备是太空舱、返回舱,分布的职业岗位有:航天员、教练员、试验员、工程人员、保健人员、警卫人员等。

二、火箭部队

火箭部队是使用以推进剂产生动力而飞行的运载工具的部队。

火箭是航天部队的动力系统。主要是研究、安装、发射火箭。航天员乘坐的卫星,就需要火箭部队来发射。核心装备是火箭、燃料,分布的职业岗位有研究人员、测试人员、发射人员、控制人员、燃料部队、救护人员等。

三、发射场部队

发射场部队主要是为卫星的升空提供一个安全、优良的发生场所,以各种勤务保障为主。发射场的场地管理是核心的任务。安全、及时、丰富的物资、人员供应是其特点。分布的职业岗位有勤务兵、装卸兵、轨道兵、通信兵、军需兵、卫生兵等。

四、卫星使用部队

卫星是围绕行星运行的天体,分为天然卫星和人造卫星。

卫星的所有者就是人造卫星的使用部队。核心装备是高效能的图像处理系统。不论是作战,还是救援,都需要精确、清晰的地面图像、云层图像,需要专业人员处理。分布的职业、岗位有计算机软件人员、图片处理人员、作战人员、测绘人员、晒图人员等。

五、卫星控制部队

卫星控制人员是人造卫星的日常控制者,利用先进的设备,对发射、在轨和坠毁的卫星,进行不间断监视,不断调整卫星的动作,保证其工作正常。核心装备是地面控制站点。分布的职业岗位有人造卫星专家、计算机专家、信号专家、机械专家、材料专家等。

六、卫星监测部队

卫星监测部队主要是对发射的人造卫星,在不同地点对同一目标进行实时监测,捕捉、调整卫星姿态,保证卫星的顺利升空、入轨、运转。核心装备是监测装置、监测船。分布的职业岗位有卫星专家、计算机专家、信号专家、机械专家、材料专家、航海专家、救援专家、医学专家等。

七、救援部队

救援部队是航天员需要救援时的主要力量。通常从发射准备开始即进入待命状态。从发射塔上的逃逸装置,到火箭上的逃逸发射装置,乃至从太空落地后的紧急救援、抢救,是一个完整的救援环节。由于技术复杂,需要的人员众多,分布的职业岗位有空中搜索人员、直升机救援人员、医监医保人员和救援车队等。

第五节　战略导弹部队

导弹是装有弹头、动力装置并能制导的高速飞行器。依靠控制系统的制导,能使弹头导向并毁伤预定目标。按作战任务,分战略导弹、战术导弹;按攻击目标,分反坦克导弹、反舰导弹、反辐射导弹和反导导弹;按发射点,分地对地、地对空、空对空、空对地、空对舰、舰对舰、潜对地等导弹。

导弹部队是管理、使用导弹的部队,只有少数国家设置,由两种分队组成:常规导弹部队、核导弹部队。主要是洲际弹道导弹的维护、使用,能在几分钟内完成摧毁敌国境内目标的重要任务。

一、导弹发射

世界各国的战略导弹的发射与使用,权力都控制在国家首脑的手中,不到十分紧急的时刻不会使用。但在具体的导弹控制现场,由导弹兵控制。分布的职业岗位有指挥员、控制员、通信兵、工程师、燃料专家等。

二、导弹维护

战略导弹是高精尖武器,日常的维护与保养主要靠编制内的导弹专家来进行,以保证导弹发射的成功,也要防止弹体出现意外情况。分布的职业岗位有工程师、燃料专家、通信兵、电器专家等。

三、导弹制造

战略导弹的制造,是非常复杂的高新技术组合,必须由专门的工厂完成,由军方代表严格验收合格后,才会交付军队去使用。因为责任的重大,需要多方合作。分布的职业岗位有军代表、工程师、机械师、信息专家、材料专家、电器专家等。

四、导弹运载

战略导弹的运载,主要有两种情况:一种是从制造的工厂运送到使用单位;一种是移动导弹部队对导弹的使用。不管任何情况,运转途中的安全是第一位的。分布的职业岗位有指挥员、驾驶员、导弹专家、工程师、维修师、信息专家、通信兵等。

五、坑道部队

战略导弹的坑道部队,常年驻扎在坑道内,需要有专门的坑道维护人员,保证导弹的安全、人员的健康。坑道是一个密闭的空间,需要良好的通风、安全的通道。分布的职业岗位有土木工程师、环境专家、卫生专家、电器专家、伪装专家、警卫员等。

六、监测部队

战略导弹部队的环境监测，主要是对放射性物质的监测。在核武器的使用过程中，不可避免地都有放射性物质的逸出，需要不间断地进行监测、维护，保证人员的绝对安全。分布的职业岗位有核专家、环境专家、卫生专家等。

第 **3** 章 军队职业中的伤害因素

单兵是现代战争的基本作战单元,也是最基本的作战岗位。单兵身体(生理、心理)综合素质的高低,是决定战争胜败的基本因素;而单兵服装与装备质量的优劣,是决定单兵战斗能力高低的关键因素。

军队作战岗位是单兵所处的某个战斗位置,是完成一组战术动作的基本条件。强化不同岗位之间的有机组合、相互补充,就会产生协同增强的最佳效果。所以,军队作战岗位的科学设置是战斗胜利的基本保证,加强岗位人员的安全保护是维持战斗力的关键因素。

在战场上,对单兵的健康和战斗力影响因素主要有六类:一是心理(心理战、不良刺激等)因素;二是武器(常规武器、核化生武器、新概念武器等)因素;三是岗位因素;四是环境(恶劣自然环境、不良微小环境)因素;五是疾病因素;六是营养因素。

第一节 武 器 因 素

武器因素在军人职业的伤害中,占有很大的比重。

一、常规武器致伤因素

包括轻武器、爆炸性武器、机动车事故、跌伤、武器事故和其他因素。轻武器包括手枪、步枪和机枪等。爆炸性武器包括简易爆炸装置、迫击炮、地雷、火箭助推榴弹炮和榴霰弹。现代战军机动车事故伤和跌伤发生率分别为 10% 和 6%，高于以往战争。武器事故一般是在对敌战斗中因武器走火或失灵等引起。其他致伤因素包括钝击、挤压、刺伤和直升机坠落等。统计表明，炸弹和轻武器伤占常规武器伤 3/4。下面是一些统计案例。

1. **收治情况**　美军某医院从 2003 年 3 月 19 日到 4 月 17 日共收治了 338 名伤病员，其中 93 名是战伤伤员。最多的一天接收了 39 名伤员。4 周内共施行了 20 次手术。最多的一天（24 小时）做了 6 次手术。

2. **伊拉克战例**　2003 年 3 月 21 日，美军 1-15 特遣部队随第三步兵师，向伊拉克展开攻击。连续作战 25 天（3 月 21 日～4 月 14 日），该部队跨过 800 公里的沙漠和城市地带，开展了 8 次大规模战斗。共发生 32 名伤员，其中四肢伤 23 名，头部伤 2 名，腹部伤 2 名，冲击伤 2 名，车辆事故伤 3 名，没有阵亡，没有伤死。约 70% 的伤员属于四肢穿透伤。防弹服对预防躯干伤起到了重要作用。

3. **阿富汗战例**　美军在阿富汗的战创伤有 3 个基本特点。

（1）碎片伤的比例大：占 50%，是多种弹药的碎片造成的，枪弹伤较少，与 1991 年的海湾战争相类似。许多碎片伤仅有少量组织破坏，无须组织清创和取出异物。较大的创伤和受污染的创伤，则要彻底冲洗和清创。

（2）四肢伤的比例大：占 59%，与海湾战争相似，其原因是美军和盟军都装备了防弹服和钢盔。胸部伤和腹部伤一共只有 12 例，其中有些人是因没有穿防弹服才负伤的。

（3）伤死率低：救治了 122 名由敌军的直接行动造成的伤员，伤死 14 人，伤死率为 11.5%，比海湾战争时的 23%（664 名伤员死 154 名）低。其原因有二：①个人防护装备的进步，头部、胸部和腹部的穿透伤都很少；②战斗强度低，不仅比 20 世纪的一些战争（如越南战争）的强度低，而且也比 1991 年海湾战争的强度低。

二、防护服缺陷

在伊拉克战争和阿富汗战争中,美军配备的防弹服和头盔保护了参战人员的躯干和头部,但肢体却易遭炸弹、"榴霰弹"和其他爆炸物的袭击,出现了许多肢体伤伤员。这些肢体伤常伴有严重的软组织伤、骨伤和血管伤。经改进,防弹服已附带三角肌和腋窝保护器,不但可以保护躯干,而且可以保护肩部和腋部。但肢体的其他部位仍然易受袭击。

1. 创伤部位　61例伤员统计:腹部伤2例,臀部及会阴部伤2例,头部伤6例,上肢伤21例,下肢伤30例;致伤因子:头部伤(钝器伤2例,碎片伤2例,枪弹伤1例,地雷伤1例,非战斗损伤5例,火箭推进弹伤2例);肢体伤(钝器伤15例,碎片伤6例,枪弹伤12例,地雷伤4例,火箭推进弹伤7例,集束炸弹伤2例);躯干伤(枪弹伤3例,集束炸弹伤1例,挤压伤1例)。从上面的数据可以看出,创伤部位主要是头部、四肢和躯干三部分,其中,四肢伤占绝大多数,躯干伤较少,基本上都是由爆炸性弹药造成的。

2. 创伤原因　躯干伤比例低的原因尚不十分清楚。据分析可能有下列原因:①防弹服的质量提高;②后送时间长,严重的躯干伤伤员在抵达救治机构前就因出血过多而死亡;③治疗的伤员大多数是被地雷或火箭推进弹等爆炸性弹药造成的,而不是步兵激战时小武器造成的。

三、致死伤

头部伤、面部伤和颈部伤是美军在敌对行动中造成伤员死亡和发生并发症的主要原因。在二战、朝鲜战争和越南战争中,美军因头部伤、面部伤和颈部伤而死亡的人数占总死亡人数的40%以上,比任何其他部位伤都高。据分析,1914—1986年发生的重大武装冲突中,头部伤、面部伤和颈部伤的平均发生率约为16%。美海军和陆战队在伊拉克的主要作战时期,出现的头部伤、面部伤和颈部伤约占全部伤的 19%。

四、新武器

新型武器和技术的发展给生态系统和人体健康带来更大损害。各类武器的科学研究往往需要医学临床实验提供数据来满足武器杀伤性能的要求。

1. 生物调节剂 某些生物调节剂在生物体内会导致生理过程的选择性破坏，引起精神紊乱、血压变化、疼痛、嗜睡、昏迷，严重者甚至死亡。因此，生物调节剂可能被用作躯体或精神失能剂，对人员构成潜在的威胁。在具有军事意义的生物调节剂中，国外对内皮素、P物质、神经肽 Y 和神经激肽 A 等威胁的评价工作做得较多，研究较为深入。美军对失能性武器有较严格的标准，其基本目的是降低人员作战效率但并不危及生命。生物调节剂能产生经典的化学战剂或毒素战剂所达不到的效果，其主要效应为躯体失能而不会导致死亡。

2. 高密度惰性金属炸药 是一种"定向致命"武器，可以精确摧毁目标，但对其周边物体的伤害可降到最低。这种炸弹的外部由碳化纤维构成，里面装满"高密度钨合金"粉末。炸弹爆炸后，碳纤维外壳分裂成无杀伤力的纤维碎片，可降低杀伤半径，而填充的高密度金属粉具有强杀伤力，瞬间使温度升至极高，对 4m 半径内的人员致命。"高密度惰性金属炸药"特点是爆炸剧烈，但杀伤半径相对较小，不在国际法禁用武器之列。有相当多的伤员失去了双腿、全身烧伤，而伤口处却没有弹片。伤员身上有颗粒物，但在 X 线片上见不到。

3. 人造黑冰 这种武器能产生一种聚合物，类似冬季公路上结成的薄冰，使车轮打滑、行人摔倒。迫使敌方活动受限，降低敌方射击或追击的能力，利于控制局面。同时，美国防部准备研制一种"反介质"，将其作为原料加入军靴和轮胎中，使人员和车辆在人造黑冰上行动自如，减少伤亡。

4. 高能电磁束武器——"主动拒止系统"　这种武器能发射高能电磁束,射程 500m 以上,超过塑胶子弹或水枪。它射出的微波能穿透人体皮肤约 0.4mm,使人在瞬间产生强烈的烧灼感,从而本能地躲避射线。它不是激光枪,不会对人体造成严重损伤。

第二节　心理因素

在战场上,恐惧、流血、疲惫、悲痛和负罪感像炸弹和子弹一样有害,能够造成严重的精神损伤,甚至战后多年不愈。一些参加过海湾战争的退伍老兵在 12 年后的今天仍不能摆脱与战争有关的噩梦,难以恢复正常的生活。

一、心理障碍致病因素

1. 军事因素　包括作战任务、战争类型、战争持续时间、战争激烈程度、双方力量对比、战前准备和支持保障水平。在战争发起前,对所有参战人员都是严峻的心理考验,许多人往往在此时发生战争精神病。

2. 气象地理因素　主要包括作战区域的大气气温、湿度、热辐射强度,作战地域、空域、海域、海拔高度和缺氧状况等,都对人员产生很大的负面心理影响,造成严重的后果。

3. 战场环境因素　主要包括持续的高噪声、剧烈的振动以及有害有毒气体的影响,睡眠时间的不足,水和粮食供给困难,环境的危险程度,极度疲劳和发生其他意外,还有战场的精神环境,疾病的减员情况,都会对战斗人员心理产生压力和负担。

4. 战场轮换因素　军人多次轮换上前线,会承受不断加大的压力,可引发严重的心理问题。

美军在伊拉克巴格达的中士约翰·拉塞尔,在 2009 年 5 月中旬,第三次服役期即将结束时,在美军自由营地心理诊所开枪打死了 5 名战友,正说明了这一问题。自 2001 年以来,近 100 万名美军被派往伊拉克和阿富汗执行战斗任务,大多数持续 12～15 个月。其中,近 3 万军人是第 3 次或第 4 次在这些地方服役(感到恐慌、焦虑、沮丧、压力大等)。虽然军方采取了强制心理培训和预防自杀的活动,最终未能扭转美军心理健康状况恶化的趋势。

5. 人为因素　官兵矛盾也是造成士兵心理障碍的原因之一,这在某些外国的军队中屡有发生。如在 1982 年英国与阿根廷的马尔萨斯群岛作战中,阿根廷士兵遭到上级(包括班长与军官)拷打事件就是典型的例子。火地岛省法院审理了 80 多起虐待士兵事件,约有 70 人受到凶杀、遗弃、拷打和强迫参加苦役等,曾经有一名士兵被班长开枪打死,另一人遭到遗弃后饿死。

二、心理障碍发生率

1994 年 12 月末至 1995 年 2 月初,俄军在车臣格罗兹尼的战斗就是战斗应激因子对人员急性作用的一例。专家们调查了 240 名军人的精神状态,发现士兵(100％)和军官(81％)都有不同程度恐惧症,大大减弱他们的战斗力,检查他们的各种心理和生理指标,很多人都偏离正常值,73％的士兵和 89％的军官出现高度惊恐,他们中失眠的人分别为 67％和 87％。

三、心理障碍淘汰率

据统计,美海军新兵的淘汰率高达 40％,心理障碍是新兵服役头 2 年被淘汰的主要原因。因此,将有心理障碍和(或)动机不当,不适宜服役的新兵尽早鉴别出来,才能确保完成士兵的服役期限,节省训练和交通费用,有助于提高部队总体作战水平。所以,根据心理学测试选拔海军艇员在部队建设中占有非常重要的位置。

四、国内现状

我国军队非常重视心理战的研究,成立了全军性的"心理战研究中心",建立了全军性"心理咨询指导网",拥有一大批从事心

理卫生工作的医学或心理学专家,有的部队甚至在连队都建立有
"心理咨询室",为士兵的心理问题排忧解难,效果较好。将政治
工作与心理工作结合,与部队联合开展了新形势下"心理战"的研
究,为未来作战的心理保健和心理支持奠定了基础。

第三节　疾病因素

研究表明,100 多年来所进行的每次战争,非战斗损伤和疾病
减员都高于战伤减员。对参战军人健康危害最大的疾病:食源性
和水源性传染病,主要包括细菌性腹泻、原虫性腹泻、甲型肝炎、
伤寒和副伤寒;虫媒性传染病如疟疾、皮肤利什曼病和白蛉热;性
病如淋病和支原体病。

一、疾病和非战斗损伤对作战的影响

据美军统计,历次战争住院治疗的人员中只有 20% 是战斗损
伤,80% 是疾病和非战斗损伤。这还不包括那些降低了战斗效
率,还没有严重到需要住院治疗的众多疾病和非战斗损伤人员。
有统计显示各种疾病造成现役军人的死亡约占死亡总数的 20%
(男女分别为 19% 和 20%),是美军第二位重要死因。海军陆战
队与其他军种相比病死率最低。从美军情况看,病死率从青年至
中年稍有升高,中年至老年速升 4.5 倍。

二、美海军调查结果

1. **对象和人数**　调查涉及各类舰艇共 233 艘次,包括航母、
供应舰、两栖攻击舰、巡洋舰、驱逐舰和护卫舰,其中航母 28 艘次
(占 12%),供应舰 9 艘次(占 4%),两栖攻击舰 14 艘次(占 6%),
驱逐舰、巡洋舰和护卫舰 182 艘次(占 78%)。调查人员共
217 972人。其中各类供应舰 6 539 人(占 3%),航母 139 502 人
(占 64%),两栖攻击舰 8 719 人(占 4%),驱逐舰、巡洋舰和护卫

舰63 212人(占29%)。调查方式是每周报告1次。

2. 结果　本组资料的总发病率为4.38次/100人,位于前8位依次为:外伤1.36次/100人(占31%),皮肤病0.89次/100人(占20%),呼吸道疾病0.65次/100人(占15%),胃肠道疾病0.48次/100人(占11%),作业/训练伤0.043次/100人(占10%),其他伤0.193次/100人(占4.4%),运动伤为0.156次/100人(占3.6%),精神性疾病为0.412次/100人(占3.2%)。尤其值得一提的是本组资料显示平时舰艇部队的心理学疾病占总数的3.38%。

三、常见病、多发病

部队常见病、多发病的防治技术发展非常快,士兵的整体素质有所提高。但疾病仍然是对平战时减员的主要原因;传染病和自然疫源性疾病仍然是对士兵健康的严重威胁。许多曾流行的传染病仍不断发生,如鼠疫、霍乱、病毒性肝炎、结核病、血吸虫病、流行性出血热等;部分已控制的传染病再度回升,如性病、鼠疫、布氏菌病、登革热;面临新发传染病的威胁,如艾滋病、传染性非典型肺炎、疯牛病等。慢性非传染性疾病的危害也越来越明显。

第四节　职业因素

职业因素也叫岗位因素,是军人在不同职业岗位受到不同因素的危害。

一、军事作业医学

1. 概念　军事作业医学是研究在作业和训练环境中士兵遇到的应激和危害,为保护和增强士兵作业效率与健康提供及时的可操作的生物医学措施。军队卫生与军事环境医学研究内容都属于军事作业医学。

2. **影响因素**　影响士兵战斗力的作业因素包括外在应激因素和内在应激因素两大类。

(1)外在应激因素:包括环境应激因素和装备应激因素两种。环境应激因素包括冷水浸泡、冷冻、低氧、干热和无法代偿的热应激等。装备应激因素有噪声、非电离辐射、颠簸与撞击、头部负重、负荷量等。介于环境应激因素和装备应激因素之间的是有毒化学物质。

(2)内在应激因素:包括代谢应激因素和神经精神应激因素。代谢应激因素包括热能摄入不足、训练不足、训练过度、机体失水、低钠血症、疲劳。神经精神应激因素有创伤效应、孤独、陌生和相互冲突的任务、背井离乡、信息过多。介于代谢应激因素和神经精神应激因素之间的是睡眠丧失。介于环境应激因素和代谢应激因素之间的是热能的需求。介于装备应激因素和神经精神应激因素之间的是定向障碍。

二、岗位作业

1. **目的**　指挥效果与行为的研究,旨在阐明:军队在完成任务中影响人体行为和作业效率的作业、心理、社会和机构性因素;人-机集成研究目的是通过研究和应用人体工程学手段与方法最大限度地发挥人-机系统的功能;极端环境中防护与作业效率研究,是为了提高暴露于极端环境时的军队作业效率和安全性;仿真与模拟研究是应用人体的知识开发用于装备采购、训练和执行演习任务的模拟与仿真。

2. **事例**　特种部队与常规部队不同,作战行动隐蔽,面临危险,伤员不能即刻后送或后送受到限制,医疗设备简单,静脉补液和烧伤敷料不足。在这种情况下,一方面尽量避免受伤,另一方面是伤员早期救治,目的主要是挽救生命和受伤肢体,确保降低伤死率和并发症。

3. 现状　就军队作战岗位而言,在防弹、防伤、防刺、防噪声、防烧伤、防核化生武器等方面,都有了一定的新标准、新装备和新技术。

第五节　环　境　因　素

环境因素是危害职业军人的重要因素。

一、自然环境危害

美陆军环境医学研究所所属的 9 个研究室分别进行高原、寒区、沙漠干热、热带丛林以及各种军事作业环境对人体生理、心理的影响,研究如何保证士兵健康,保证军事作业效率和各种伤病的防治。

1. 将作战任务与环境保护协调一致　要兼顾士兵的作业能力、安全与健康,同时减少费用。美海军将开展海洋环境保护研究,目标是使美海军在美国本国、外国以及国际海域遵守美国法规与国际条约,其中包括美海军舰艇职业安全与卫生条例和环境政策、美国保持水清洁法规、保持空气清洁法规、预防船舶污染条令、船舶塑料污染研究与控制条令、濒危物种保护条令、海洋哺乳动物保护条令、资源保护与回收条令、有毒物质控制条令、美国公共船舶医疗废物反倾倒条令等。

2. 沙漠地区　气候恶劣,气温高,昼夜温差大,沙暴多,沙尘细,给衣食住行带来一系列卫生学问题。衣着方面,士兵要戴防尘口罩、防沙镜,还有防毒面具、防化服、沙漠作战鞋等,这些在高温的沙漠上使用,体力消耗之大可以想见。饮水、食品供应,困难很多。住的帐篷要能防风、防沙、防雨、防寒、防蚊和防蝎子。装甲部队在炽热阳光灼烤下行进,舱室酷热,容易中暑。还有高度紧张、疲劳以及操作机器的振动和噪声等,很多问题,值得研究。

二、微小环境危害

1. **坦克内环境**　德制豹式 1 型坦克,在海湾战争中显示了威力。坦克内除有 1 门火炮外,还安装有 7.62mm 机枪,座舱设有换气系统,具有良好的三防功能。但当坦克发射枪炮时,舱内产生大量一氧化碳。这种气体对乘员可能产生严重损害。为此,专家们对豹式坦克各种换气方法的效果进行了测定,结果证实在各种情况下,枪炮发射后,坦克乘员的血红蛋白与 CO 结合浓度明显升高。一旦坦克换气系统发生故障,只要在坦克内机枪一次发射200 发子弹,乘员若留在密闭坦克舱内,4 小时后便失去知觉,5 小时后可能死亡。说明德制豹式坦克换气系统还需要进一步改善。

2. **可保证舰员生存的舰艇舱室空气质量系统**　船用空气质量系统适用于防化、防生、舱室等职业岗位,用于保证舰员安全和健康;可用于潜艇、水面舰船的舱室通风,还适用于潜水和特种作业。为了提高其性能,该系统应有更先进的侦察、检验性能、更灵敏的指示器、报警器以及更好的过滤性能,同时,还应与防化、防生侦察、检验系统和现有船用通风系统组合在一起。

三、化学事故

现代社会条件下,许多化工厂大量生产和应用有毒物,尽管不断改善生产工艺,采取了安全措施,毒物仍可能外泄,潜藏着化学灾祸的危险。化学事故时,毒物常混入空气,在大气中扩散,形成染毒区,对职工和当地居民造成危害。从 1985－1991 年的 7年间,前苏联境内发生了 240 多起伤人的化学事故。

四、核事故

1986 年 4 月,苏联切尔诺贝利核电站发生事故,泄漏大量的放射性铯,引起人群严重的心理反应。苏联政府采取了内紧外松的政策,只简单地发布了事故的短讯,瑞典查出了来自事故的放射性沾染物,北欧各国对前苏联政府没有及时通报十分愤慨。美英等国新闻媒介趁机渲染,扩大影响,当地居民十分惊恐。在基辅,人们看到外国人纷纷撤离,加上传闻失实,促使人群不相信政府。在5月初,大量人群逃离基辅市,1周内波及10%的人口。银行现金被提空,火车站拥挤不堪,公路上满是逃离人群的车辆。

五、生物事故

1. **生物战剂**　生物战剂有可能与高技术兵器结合成释放系统,生物技术有可能推动生物战剂的发展。1960年一名印度艺术家把天花带进莫斯科,尽管当时防疫体系健全,反应迅速,但为了全民接种天花疫苗仍出动了2.5万个医疗队,忙碌了2周,结果仍有60人得病。"911事件"至2001年11月,美国先后确认有17人感染上了炭疽,其中4人已经死亡;另有近40人(包括美国参议院的31名工作人员)被证实接触到了炭疽菌。

2. **传染病**　在越南战争中,美军住院人员中有2/3是因患疟疾、登革热、恙虫病和乙型脑炎等传染病而入院的。在索马里,住院病例中多数是登革热和疟疾患者。在海地则是登革热和腹泻患者。在阿富汗和伊拉克战争中,美军的腹泻病发病率最高。威胁军人健康的传染病还有肝炎、利什曼病、脑膜炎、艾滋病、汉坦病毒感染和流行性出血热等。部队部署到任何一种环境都面临危害其成员健康的特殊疾病的威胁。美军每次在疟疾流行区执行军事任务期间,由于疟疾致战斗力丧失的人数都大于战伤。

在海湾战争期间,高科技武器引人注目,但部队中防治"媒传病"则没有引起公众的注意。从战争历史来看,这个问题是很重要的,特别在热带、亚热带常因"媒传病"流行,严重影响军事行动。在这次战争中,美军战伤人数不多,同时因"媒传病"减员的人数也很少,这说明战前部队媒介防治工作收效良好。进驻海湾的美军人员按规定均接种伤寒、白喉、肝炎疫苗,有的还接种疟疾疫苗。因为天花可作为生物战剂使用,还接种牛痘。

3. 现状　我军防止特殊环境(高原、沙漠、热区、寒区等)及微小环境(车、船、舱、坑道等)对单兵影响的新技术不断发展,但还没有取得突破性进展;军队饮水卫生工作也取得了一定成就,基本保证了野战条件下的饮水问题。

第六节　营养因素

营养因素对官兵的身体健康有直接关系,是每个人每日都需要注意的事情。需要有关部门特别重视,及时了解具体情况,妥善解决实际问题。

合理膳食是提高士兵耐力和应激适应能力的重要营养手段。对部队来说,在诸如高强度持久作业、持续作战、严寒酷暑、高原缺氧等特殊条件下,应保障能量和蛋白质供给,在应用强化必需氨基酸膳食的同时,还应保障非必需氨基酸的供给。足量补充多种维生素和微量元素,而且要适当加大维生素 E、维生素 C、维生素 A 和微量元素锌、硒等的供给量。食用脂肪不宜过多,其次是添加某些中草药和酵母。现已发现,刺五加、黄芪、人参、花粉、绞股蓝等中草药具有抗辐射、抗应激、提高机体耐力等多种功能。对于多数中草药,通过饮料供给可能是最佳途径。而将某些中草药制成固体饮料将更适用于在特殊环境条件下的作业和作战部队。

一、作战口粮

自第二次世界大战至 20 世纪 80 年代,美军野战食品一直使用称为 C-口粮的小型听装食品。现在美军已有多种口粮可供其士兵在野战条件下食用。

1. A-口粮(A-ration)　主要是由新鲜肉、蔬菜、水果等(占74%)和部分罐头、脱水食品(占 26%)组成,多在离前线较远的食堂烹调制作,为部队提供热食。但是由于该口粮需要有较好的冷藏和炊事装备,前线部队难以得到供应。

2. B-口粮(B-ration)　由各种罐头、脱水食品等耐贮食品组成,无须冷藏设施,在舰船、食堂和野外机动炊事车上均可供应这种食品。如条件允许,可增配新鲜肉、蔬菜和水果一起食用。

3. T-口粮(T-ration)　是一种浅盘口粮。食品盘为长方形钢质制品,长 31cm,宽 25cm,高 5.4cm。内装完全加工好的主食,主要是肉类和蔬菜,另配有水果和糕点。只要加热,可供 18 人食用。由于浅盘高度比圆筒状罐要低得多,易于加热,因而减少了营养损失并改善了食品的口味。食用前,可将包装盘放入开水内加热或在蒸汽台上加热。

4. 单兵快餐口粮(meals ready to eat)　系软包装食品,1980年被列为美军标准作战口粮,特点是体积小、重量轻、口味好。此口粮按多份配套包装,大包装内有多包密封小包,每小包(1 人 1份)供单兵食用。食物品种主要有奶油鸡块、意大利式肉汁面、金枪鱼面条、鸡蛋炒米饭、炖鸡、烤肉、猪肉炒米饭、土豆片夹火腿、炖牛排、咸牛肉土豆泥、炖鸡火腿肉片等。在大包装袋中,还有其他小包食品,包括干果、果子冻、花生酱、涂抹干酪、饼干、燕麦饼条或樱桃仁饼条、核桃巧克力小方饼、小包饮料冲剂以及糖、盐、火柴、手纸、口香糖、小消毒巾等。美军在海湾战争中大多食用这种食品。

5. 教徒口粮(multi faith meal,MFM)　在美国及其他国家军队,还需供应适合不同宗教信仰人员食用的野战口粮,为此,美军专门研制了一种按犹太教规和穆斯林教规制成的食品。已获美三军作战口粮论坛(JSORF)批准的教徒口粮有 3 种食谱,包括鸡、干酪和意大利面制品。这些教徒口粮常与即食方便食品(MRE)适当调配使用,可基本解决不同宗教信仰士兵的口粮。

二、增加储存食品的稳定性

1. 技术改进　把生物技术应用于食品科学,可增加储存食品的稳定性,为士兵补充营养,提高其作业效率。包括:①关键营养素的缓慢释放、载体或助消化剂胶囊化;②生产易于消化、可充分利用能量的酶修饰配料;③采用有助于食品长期储存、增加食品稳定性的抗氧化剂。这种最佳口粮也可用于训练以增强士兵的战斗力和作业效率。可食性包装材料也有助于解决废弃物处理问题。

2. 能量食品　军人营养历来受到军需部门的重视,军需部门与相关部门协作研究,各类作战食品种类齐全、营养效果确实。还不断改进士兵的食谱,增加营养。美军研究了旨在增强士兵战斗力的辅助营养,如:能量食品块和能量饮料。这两种营养品都放在士兵的标准装备中。这些营养品主要由糖类构成。这是所谓"第一次打击口粮"。

3. 食品事件　世界各国军队发生的食品事件是比较多的。主要有以下几种。

(1)粮食霉变:某国海军某基地,一艘三级舰,在某海域出航中,因食用霉变的粮食,全舰人员生病,丧失战斗力,由其他舰代替执行任务。需要加强粮食的保鲜研究,尽可能延长粮食的保存期。比如,在沿海地区的军队中推广小的保鲜粮食;在远洋军舰上加强真空包装食品的供给;加强海军、边防军的新鲜蔬菜的供给,保证官兵的身体健康,维护战斗力。

(2)前线伙食不好:赴阿富汗作战的澳大利亚军队,在 2009 年 6 月对提林库特及基地的荷兰厨师提供的食品提出强烈抗议,认为提供的食品还算有营养,但既不新鲜也没有滋味,完全是欧式风格的而不是澳式风格的,军人对此极为反感。他们认为在海外驻扎半年,应该吃到符合标准的食物。

第4章 军队职业防护的原则

关于军队职业岗位的防护情况,各国都进行了大量的调查研究,从宏观上来看,主要存在下列问题。

一是对于不同军兵种单兵岗位危害因素的实际情况,只是有一些零星的研究结果,大多是从宏观上概而论之,体现单兵职业防护真实情况的研究尚少,缺乏系统的、全面的、科学的研究成果。有些新岗位缺乏研究,如数字化部队的防护问题。

二是对单兵危害因素的防护仍然有较大的薄弱点,受到危害的例子时有发生,如野外作业时冻伤、中暑的发生率居高不下,岗位操作中窒息、中毒的事例时有所闻。

三是军事专业与后勤专业之间、后勤与卫生专业之间的协调,缺乏应有的力度,造成防护措施的缺漏,防护强度的削弱。如人使用武器,就有人-机工效学的问题;武器作用于人,就有武器生物效应的问题;士兵长期作战、长途行军、负重跋涉,就有如何防止服装对身体的直接危害问题。

四是缺乏相关标准,使单兵防护出现空白点,如没有成熟的可穿戴技术和战场士兵伤病的遥感监控技术标准,增加了战场卫勤救援的难度,延长了救治时间。

五是在军事装备经费有限的情况下,无论是技术成果、还是装备成果,即使有非常实用的科研成就,出现有成果无装备的现象。

进行军队职业岗位防护,有许多实际工作要做,关键是要掌握好以下几个基本原则。

第一节　需求牵引原则

需求牵引原则，就是根据军队未来不同的作战样式需要、不同的单兵装备需要，提出相应的医学保障技术与措施。

一、作战样式需求

作战的样式是随着作战任务的需要而确定的。作战样式是军队作战时的基本模式，有跨洲作战、跨海作战、封锁作战、登陆作战、阵地战、攻坚战、游击战等。根据这些作战需要，医学卫生保障就要采取不同的方式，强化随行卫勤保障、机动卫勤保障，来保证部队的实际需要。

比如，在我军参加的维和活动中，整建制的部队保障，就需要全新的保障方式——独立后勤和卫勤保障。部队远涉重洋、独立存在，就需要卫勤保障加大基数，加大保障的范围，才能完成任务。

二、重点方向需求

对于军队来讲，要根据战略、战役的具体要求确定重点方向、重点目标。经费和兵力重点保障的这些单位，恰恰是战役与战略卫勤保障的重点方向，需要把主要的卫勤力量、卫勤装备投入到这些重点地区和部队，还要有及时的、足够的地理医学信息来保障疾病预防的需要，尽量减少部队人员的发病率，提高部队战斗力。

比如，在与世界主要国家的联合军事演习中，就是重点研究我军的作战要求、卫勤保障与外国军队之间的一些差异，这需要双方及时沟通、逐渐融合，才能达到配合默契的地步。

三、难点问题需求

对于与医学有关的部队急需解决的疑难问题，要认真研究，重点突破，拿出比较好的实用处置办法和装备。比如武器装备的人机工效学问题、武器杀伤力评判的生物学效应问题、维护体力和增加营养的问题、在长期连续作战过程中的官兵睡眠和"促醒（保持持续的清醒状态）"问题，对核武器、化学武器、生物武器的医学防护问题，远离本土的作战卫勤保障问题等。

比如，对于军人连续作战引起的极度疲劳问题，是困扰各国卫勤保障专家的大问题，所以以美军为首的多国部队进行了专门的研究，终于成功地研制了新型促醒剂，保障了在"沙漠风暴"行动中的使用。

四、热点问题需求

在积极备战的时期，对于基层部队的需求热点问题，需要加大投入，专门研究，切实解决。如综合利用军队医学信息、医学远程会诊、战场新型急救技术，野战卫生装备的标准化、配套化和小型化问题，医学信息与后勤、作战信息的配套问题、饮用水的消毒问题等，海军舰艇部队的卫勤保障、飞行员的卫勤保障问题、恶劣环境的卫生保障问题等。

比如，对于潜水艇的安全防护问题、艇内的氧气供应问题、潜艇失事的医学救援问题，是困惑世界军事潜艇专家的大问题，始终没有得到很好解决，时至 21 世纪初，出事的潜艇仍然无法得到有效救援，死伤人数众多。

五、持续发展需求

要保持部队长期的可持续发展，就需要坚持"优胜劣汰"的原则，进行管理机制创新、医学技术创新和卫生装备创新，作出长远发展的规划，持续投入必要的经费，在一些前沿问题上画好图、布好局、设好点,在未来卫勤保障中发挥作用。如重大基础建设、重点实验室建设、重点学科建设、重点人才培养、重大课题的布置等。

比如,在各国军事竞赛的过程中,对于军队医学的基础问题,研究得还不够,像怎样提高军人的战斗力、抵抗疲劳这样的问题,如果只从改进武器装备入手,不从人体本身的生理极限考虑,不从人体的基本反应能力上考虑,就难达到预期的目标。

第二节 整体统筹原则

整体统筹原则,就是要对不同军兵种的单兵与岗位研究,进行全面规划,统筹安排,不重复、不遗漏,提供基本的岗位防护要点。

一、综合考虑需要

在研究职业、岗位防护的过程中,要综合考虑各方面的需要和部署,拿出一揽子解决方案,以少量的经费作出更多的成果。在武器装备研究时,一定要有医学的直接参与,才能保障武器装备的性能良好,才能找到武器研究的突破口,加快新型武器研究的速度,不断提高部队的战斗力。

比如,海军的登陆艇不适合陆军的乘用、空军的运输机不适合空降兵的使用、陆军的一些哨卡站点不适合海、空军的使用,都会对战争发生负面的影响。至于机场、车站、码头,公路、铁路,如果不能全国执行统一的规划标准,就难以在战时发挥出应有的作用。

二、覆盖专业齐全

进行防护研究时,一定要覆盖所有的军兵种、专业岗位,不管有多少个专业,每个专业又有多少个人,都要研究到位,不遗漏、不重复,保证凡是有专业存在、有军事人员存在的专业,就有人研究它的卫勤保障问题。

比如,不论任何专业,环境与心理问题都是需要专门研究的重点问题。海军的舱室卫生指标、空军的机舱卫生指标、陆军的坦克、装甲车舱内卫生标准都要有一个基本的标准,这个标准就是保证人体需要的最低标准,也是保证战斗力的基本标准。

三、覆盖全部岗位

在研究军队的岗位时,要注意覆盖所有的战斗岗位(包括指挥员、战斗员、其他人员等)。

比如,一艘军舰的岗位可能有上百种,就要进行全部岗位的研究,不能遗漏。否则,某一个岗位设置的不合适,就会影响整艘军舰的有效运行,就要影响到战斗力的发挥。

四、联系相关职业

在研究军队职业与岗位时,一定要联系相关专业或岗位,才能取得相互协调、促进双赢的效果。陆军的船艇大队岗位,就类似于海军的船艇岗位,要联系起来研究,不要割裂;海军陆战队的作战行动,作为海军的兵种,随海军作战,但类似于陆军的步兵行动,也要综合研究,找出共同点与不同点,便于比较改进;同样,空降兵属于空军,常单独承担作战任务,但作战行动也类似于陆军,需要一并研究、解决两者之间的共同问题。

在研究作战岗位需求的同时,不要忘记政治、后勤岗位的需求。这样才能明确各个岗位之间的协调关系,找出合适的比例、合适的装备、合适的岗位设施、合适的防护措施。

五、防护措施周全

在研究职业、岗位的防护问题时,对每一个岗位的防护措施,都要考虑周到,以免出现意外情况时不能应付。因为一个岗位可以受到诸多因素的客观影响,至于哪一种或哪几种因素是主要的,需要研究后仔细鉴别,认真判断,才能得出科学的结论。

比如,一个雷达兵的岗位,可能受到电磁辐射和恶劣环境(如高原、高寒、高热等)的威胁,也可能受到炸弹等武器的伤害,亦或受到控制室小环境的影响或其他心理压力、疾病的困扰。在这么多的因素中,究竟哪一个重要,还是综合起作用,都需要仔细分析。

第三节　简便实用原则

简便实用原则,就是研究部门根据研究的结果,所提供的装备、技术、标准、方案、措施,都要适用、管用、好用、耐用,才能解决实际问题。

一、保证部队能用

进行军队职业、岗位的防护研究,就是要针对基层的实际需求来进行,研究出来的产品一定要能用。所谓能用,就是装备到部队后,可以在部队基层使用,操作要简便,使用要方便,效果要明显。对于不是专业人员的部队官兵来说,可以很快学会操作和使用新的装备,经过一段时间的训练就可以进行实战使用,让新装备尽快形成战斗力和保障力。

比如,班排使用的净水器,就要求操作简便,士兵人人都会在执勤过程中对一些水源进行净水处理,及时喝上合格的干净水,才能保证士兵的健康和体力,维护战斗力。

二、保证岗位适用

在任何一种军队的职业、岗位上值勤,都需要合适的防护措施,方可保证官兵的身体安全和健康。研究的成果要使用于部队的相应岗位。不同岗位的防护要求是不同的,采取的方法当然要有差别。

比如,在潜水艇狭小的舱室内,战位上的医学急救包,就要适合自救互救使用,在往舱外运送伤病员时,就一定要使用软担架,才能将伤病员吊出舱外,及时得到医学救援。一些硬包装的医疗装备,就难以在潜水艇狭小的空间内得到使用。

三、保证技术管用

对军队职业、岗位的防护,一项技术在实践中是否管用,是非常关键的一个因素。对于最简单的止血带,就要求必须及时有效地止血,如果止血带的弹力强度达不到要求,就是不合格产品。

比如,在战争发起前,军队人员要根据作战地域的特点,注射一定品种和数量的疫苗,如果这些疫苗确实有效,就会起到很好的传染病防疫作用;如果这些疫苗是存在一定缺陷的产品,就会带来严重的不良后果。美军在伊拉克的作战中,过度使用多种疫苗,导致许多士兵在退役后,出现了一些不适的症状,最后被确诊为"海湾战争综合征",给国家和士兵都带来了许多烦恼。

四、保证装备耐用

医学防护使用的装备、技术等产品,还要具备一个优点,就是要耐用。所谓耐用,就是要经得起摔打,经得起风浪,经得起盐雾的考验,经得起环境温度的检验。

比如,在海岛上的医疗器械、装备等,就有一个如何经得住盐雾侵蚀的问题。一般的设备,在陆地,可以使用几年、几十年,但在盐雾笼罩的海岛上(尤其是在远离大陆的广袤大海中更严重),只能用1~2年。如果频繁更换会增加费用,就需要在研究阶段就要保证产品的耐用性,减少损失。

五、保证措施好用

在军队职业、岗位上使用的医学防护措施,一定要与士兵的日常生活、工作相结合,让官兵感觉到非常好用,才能达到事半功倍的效果。因为在繁忙的日常训练、执行任务的时候,不允许使用者有更多的时间来考虑如何使用,而是把这些措施的应用作为一种技能来培养,做到紧急情况下同样可以正确使用,保证使用效果。

比如,药物注射是经过专业训练的护士的一种技能,要让没有医学知识、从来没有操作过的士兵来打针,在常人看来是难以做到的。可是,医学专家为了在生物、化学战中保护士兵的健康,解决了这个难题,巧妙地利用气压的原理发明了"自动注射针",只要士兵按照一定的操作程序,将注射器按在特定的位置,按下按钮,药液就可以自动注入人体内,起到暂时的防护作用,为后续治疗打下基础。

第四节　安全防护原则

安全防护原则,就是对任何一项技术,都要达到既能安全使用、又能有效防护的要求。

一、坚持安全第一

安全战略是国家的重大方针之一,军队的安全同样是军队建设的头等大事。对岗位的职业防护,其目的就是为了保证安全。所以,要坚持把"安全第一"放在各项工作的首位,才能保证各项任务的顺利完成。

军队本身就是用杀伤性武器装备起来的武装集团,是一种危险性很大的职业,在各种军队职业中,到处存在着危险与不确定因素,随时会受到伤害。枪弹不慎走火会伤害自己或战友;炸药保管不当,会造成巨大的灾难,还会伤及无辜的人;就是最简单的站岗、放哨,有时候也会遭到伤害;在边疆、海岛,还要受到异常自然现象的伤害,所以,安全永远是第一位的。

二、坚持防护分级

对于人员和装备的安全防护,一般都有级别与标准的划分,以便根据具体情况采取相应的干预措施。

比如,军事劳动的强度,按照陆军军人活动需要消耗热能的多少,分为以下四级:①轻度劳动,以室内训练为主,如上课、出操、站岗、放哨、雷达操作、报务和其他类似的活动,每日热能消耗在 2 600 千卡以下。②中度劳动,以营区训练为主,如刺杀、投弹、瞄准、射击、队列训练、高炮基础训练和其他类似的活动,热能消耗在 3 000 千卡左右。③重度劳动,以野营训练为主,如步兵的野营训练,高炮靶场训练,坦克修理,坦克连行车训练,越野乘骑和其他类似的活动,热能消耗在 3 500 千卡左右。④极重度劳动,以平战时体力消耗超常的劳动为主,如各种部队的攻防演习或战斗,负重越野行军,突击施工,抢修施工,舟桥部队架桥和其他类似的活动。

三、坚持标准领先

标准化是当代社会文明水平,尤其是法制建设水平的重要内容和标志。标准是对重复事件和概念所作的统一规定,其本质是"约束"。标准以科学、技术和实践经验为基础,以最佳有序化和最大效益化为出发点和目标,经有关方面协商一致,由主管机构批准,以特定形式发布,作为共同遵守的准则和依据。

标准来源于实践,又服务于实践,只有在实践中贯彻、实施标准,才能使产品、服务、防护及社会生活的正常秩序得到保证。在军队 1 400 多项有关防疫防护的卫生标准中,都与军人的日常生活、训练、作战有密切关系,需要每个人认真遵守、执行,才能保证官兵身体的持续健康,保证所赋予任务的高质量完成。

建立军队医学的标准化体系,使标准制定和修订工作科学化、规范化。卫生装备和技术标准是关系到军人人身安全的系列技术、装备的基础,不同的防护方式有不同的要求。针对不同的防护要求,建立相互衔接、相互配套的产品标准、方法标准、使用标准,逐步与国际军事医学接轨,形成高质量、有特色的系列卫生标准。

四、坚持科学评价

安全是各项工作的基本要求,也是最高要求,要掌握职业、岗位安全的落实情况,就要及时进行科学评价,制定合适的评价指标、采取合适的评价手段,保证安全评价的客观、公正。

比如,个体防护装备是军人防护的最后一道防线,从头盔、呼吸面罩、防毒呼吸器、防爆眼镜、防激光眼镜、墨镜、隔离衣、防弹背心、护膝、护肘、护裆、防爆裤、防刺靴、防雷靴等,是一个系列的装备。这些装备,每一项都需要进行严格的质量和性能评价检测,才能保证个体防护装备的整体质量,从而对军人起到有效的保护作用。

五、坚持优胜劣汰

在质量评价的基础上,要坚持"优存劣汰"的原则,将质量过硬、使用方便、安全可靠的产品,用在军人的身上,用在合适的岗位上,实现产品的价值。还要注意产品的升级换代,保持先进性。

比如,对付反步兵地雷的防雷鞋,就经历了几个发展阶段:一是气垫式防雷鞋,主要是利用气囊的作用,减少局部的压强,起到防护作用;二是钢板式防雷鞋,主要是利用钢板的强度,来防护破片的损伤,但对于装填炸药较多的地雷,就难以有效防护;三是复合材料式防雷鞋,利用现代的复合材料,既能防护弹片伤,也能防护爆震伤,能有效防护 200g 以下的反步兵地雷,所以完全取代了其他的产品。

第五节　重点突破原则

重点突破原则,就是在重要岗位、重点人群、关键技术的防护研究方面,争取有所突破,提升核心竞争力。

一、鼓励创新为主

在研究军队职业医学防护方面,要鼓励原始创新,因为许多军事技术是保密的,从正常渠道是得不到核心机密的,只有自己的原始创新,才能弥补技术上的缺陷。

原始创新是一项非常艰苦的工作,需要大量的经费、人力和时间的投入。但是,一个非常有用的关键技术的创新成果,将会引起一系列的技术改进。例如,攻克烈性传染病的快速诊断技术以后,为疾病的防控提供了一项新技术,就可以对几十种法定传染疾病进行快速侦查、检测、诊断,加快疾病的治疗速度,促进早日康复。

二、力争重点突破

重点突破,是指军队建设中急需的医学技术或装备的突破,并不一定是原始创新技术,但是肯定是在一个重点问题上取得了实质性的突破,解决了一个军队医学的重大问题。

比如,军事医学、卫生学、地理学、传染病学决策系统的研制成功,就意味着在卫勤指挥信息化方面实现了历史性的突破,应用到实际的作战或非军事行动中去,就可以发挥巨大的作用。经过多年的实战检验,系统得到了修正与完善,成为目前最重要的卫生学决策软件。

三、进行科学整合

整合也是一种创新,在军事武器装备方面更是如此。最典型的例子,就是第一代现代化的系列卫生装备,从小的医疗器械组合开始,形成了箱囊系统,提高了卫勤的机动性,装备标准化有了新模式;在组合箱子的基础上,将"车、舱、箱、囊"相结合,形成了基本的野战医院雏形,解决了在野战条件下的快速医学救援问题,装备系统化有了新进展;防疫车、急救车、三防侦检车等的研究成果,使预防生物战的手段有了新技术,装备现代化有了新突破;随着野战信息化的发展,远程医学有了新发展,使野战卫生装备在原来基础上整合的速度突飞猛进,新一代野战医院的全套卫生装备诞生了,在四川大地震中得到成功应用,收治了 3 万余名伤病员,获得了国人的一致好评。

四、建设基础平台

对军队职业、岗位的防护研究,还要坚持装备、技术与勤务相结合的原则,注意建设军队医学技术平台,特别是关键技术的重大基础平台,更是要加大投入,保证军队医学的可持续发展。

在军队医学科技创新机制的基本策略积极引导下,已经建成的卫勤、装备、新药、生物防护、蛋白质基因组、生物芯片、临床技术、医学信息、防疫技术和新武器生物效应研究的十类创新技术平台中,承担了国家、军队许多重大课题,取得了一批对军队医学科技建设有影响力的重大成果,培养了一批以院士领衔的科技人才梯队,保持了军队医学科技的可持续发展。

五、扶持重点学科

在研究军队职业、岗位的同时,一定要注重学科建设,从基础学科、临床学科、军事医学、预防医学,到医学信息、医学装备、医学教育、医学科研,都需要扶持一批重点学科,为人才成长培植沃土,为成果孵化建立基地,为技术发展创造条件,使军队医学的发展建立在理论与实践结合的基础上。

比如,按照"上规模、上水平、上台阶"的思路,各级医疗机构对学科进行了新的重组，建立了一批"院中院""学科群"等大学科，创造了一些地区性、全军性或全国性的优势学科，在国内外产生了广泛的影响。这些学科就是进行职业、岗位防护需求与措施研究的主力军。

第5章 军队职业防护的需求

各国医学专家经过多年广泛的军队官兵调研,确认军队职业、岗位医学防护研究目的性已经非常明确,主要是基于以下现实和未来的各种需求而开展的。

一、军事建设需求

军事作业的防护需求,随着武器的不断改进和新武器的出现、作战样式的多样化、作战岗位的增多、损伤特点的日益复杂,对卫生的防护需求提出了新的要求。比如军事作业、作战、军事训练、演习等活动。

二、生产安全需求

军队生产安全的防护需求,是指在和平时期的非军事行动中,一些军队生产岗位的特殊性亦会因不慎对官兵形成一定的威胁或伤害,需要认真研究,不断提出新的卫生防护理论与技术、装备。比如车祸、安全意外等。

三、岗位作业需求

岗位是军队作战的基本位置,需要军人在岗位上工作。需要研究不同作战岗位对官兵的伤害特点与规律,提出新的理论、研究新的技术、配备新的装备,加强有效的岗位卫生防护,减少不利因素对官兵的生理与心理的影响,维护官兵良好的体能,进一步提高部队的作战能力。

四、未来发展需求

按照一些国际军事后勤专家的预测，到 2030 年，卫生部队将是一个重要的武器防御系统，其任务是保持部队旺盛的战斗力，使作战部队有能力威慑、吓阻敌人的挑衅，或将其击败。到 2030 年，将会面临新挑战，也将构成新组织、配备新装备，参战人员将有新防护，救治伤员将有新疗法。

从目前军队的发展情况看，对军队职业、岗位医学防护的研究，主要是涉及八个方面的具体需求。

第一节　更新武器装备

在诸多影响职业岗位伤害的因素中，武器是最重要的因素。研究新武器要掌握两个方面的要点：一方面要不断研究新的致伤原理武器，提高新武器的杀伤性能；另一方面，要加强武器装备的安全性设计，保证使用者的安全。

一、医学参与研究

研究任何一种对人体具有杀伤力的武器，要想取得武器装备的最佳作战效果，必须始终有医学的参与。因为当某一种武器作用于人的时候，武器的生物医学效应是第一位的，缺乏医学的客观评价，武器的生物学杀伤效能就难以得到保证；而当军人使用武器时，则需要武器的操作系统适合人体的功能特点，否则就会出现人员操作失误，导致失败。

比如，在威力强大的原子武器爆炸区域，只要经过医学实验证实是安全的、合理的防护措施，人员方可以得到有效保护而不受伤害，更不要说其他的武器了。

二、人机工效设计

人机工效学是非常重要的军事学问,因为涉及所有武器的使用问题。要坚持"以人为本"的原则,把武器装备的合理性、科学性、舒适性、准确性作为重要标准来对待,设计出符合基本科学原理、符合人体可以接受的范围、符合最佳组合效率的高精尖武器,才能对作战有利。

比如,现在的各国单兵系统,武器装备与军装的组合问题,就是一个困惑设计者的大问题。当一个患有"近视"的士兵,穿戴全副武装的单兵系统时,近视眼镜与新装备之间的矛盾非常突出:配戴眼镜时会影响与系统的配套性;可是,如果不配戴眼镜,又难以准确观察外界变化。于是,某国军方专门为近视眼的士兵做眼部激光手术,矫正视力,以适合新装备的需要。

三、安全实用第一

任何新武器,首先必须保证使用者的安全,才能得到正确使用,发挥武器的威力。所以,武器装备一定要尽量简便、实用、安全,才能让使用者放心使用,发挥出武器的最大效能。

两栖装甲车是一种现代战场上机动性非常强的新式武器,可以在陆地和海上进行两栖作战。某次演习,陆军装甲部队某士兵在进入海中行驶后,透过潜望镜看到汹涌的波涛在眼前翻滚,总觉着装甲车已经沉入海中,就向指挥员报告:"战车进水,希望逃生",指挥员反复叮嘱战车很安全,可是该士兵还是打开舱盖准备逃生,装甲车很快进水沉入海底。切记,一定要让士兵熟悉自己装备的性能,以免类似的悲剧再发生。

四、医学评价武器

武器装备的杀伤力或防护效能,都需要经过医学严格的现场实验证实有效才行,不要采用似是而非的结论,免得误事。

比如,国外某部队进行实弹演习,在经过群炮轰炸后的部分工事里,医学专家安排的试验犬,竟然毫发未损,火炮专家与医学专家现场对试验结果进行仔细分析,发现,炮弹发射的角度与爆炸效果有直接关系:凡是从顶部直接命中碉堡的,试验犬几乎全部死亡;凡是从侧面命中碉堡的,试验犬几乎没有死亡。这并不是炮弹的威力不够大,而是由于发射角度的误差,削弱了炮弹的杀伤力,没有达到预期效果。对军事专家来说,这是有价值的实验结果。

五、不断创新原理

更新武器,是每个国家的军队都在进行的事业。但是随着科学技术的进步,武器的性能与杀伤力也在发生着出人意料的变化:一方面,在战场上朝大规模杀伤性武器的方向发展,以增加短时间内的有效杀伤力;另一方面,在防暴中朝着失能性武器的方向发展,以减少平民的死亡。

比如,武器的发展轨迹,就是随着理论的发展再进步,由最常见的枪弹杀伤,走向炸弹的爆震杀伤,逐步走到核武器的辐射伤、冲击波的杀伤等;随着科学技术的快速发展,相继出现了化学武器杀伤、生物武器杀伤乃至心理战的杀伤;当电子技术和信息技术、生物技术介入后,出现了激光、微波武器的杀伤、气象武器的杀伤、基因武器的杀伤等。新的理论在不断出现,新的武器在陆续问世,所以战争带给人类的灾难永远都没有尽头,卫勤防护需要迎难而上。

第二节　强化急救手段

为了提高卫勤保障能力,保证军队职业、岗位安全,维护官兵健康、维护战斗力;为了减轻官兵"受伤后是否能够得到最有效治疗"的心理负担,需要各国军队医疗部门切实加强对官兵的急救手段的投入。

一、高效急救网络

在战争或重大灾害的救援上,则需要专门的医学救援指挥系统——卫勤指挥系统。

卫勤指挥是由军队的卫生行政部门负责组织、计划、实施战时卫生勤务保障的一种军事行动。根据作战规模的大小,卫勤保障指挥的范围分为战术卫勤保障指挥,是指以作战部队建制的卫勤力量为主,组成连救护组和营、团、旅、师救护所,按建制系统进行救治和后送;战役卫勤保障指挥,是指除了在战术区域的卫勤外,在战役后方也开设野战医院、基地医院两级医疗救治机构,按后勤划区供应的原则,实施区域卫生物资、装备保障或伤员的救治,凡是保障区域内的部队伤员,无论其建制、军兵种,都统一收治、后送;战略卫勤保障指挥,指总部指挥的战略后方的总部、军兵种、军区所属军队医院、疗养院,地方动员的医疗机构,实施专科治疗和康复治疗以及卫生物资、装备的保障供应。跨区域收治战区的伤病员,减少伤残率。

美军的研究表明:美陆军战斗减员的人员中有20%是阵亡者;其中一类是即刻死亡——战死,即伤后10分钟内死亡者,占阵亡人员的2/3;另一类为极重伤——伤死,即伤后至少存活10分钟后死亡,约占1/3;高技术战争伤亡中的50%以上是由出血性休克引起。因此,战场急救是关键。美军近年来卫勤改革的核心,即树立"医疗与士兵同在"的理念。

二、及时急救措施

卫勤分级救治是战时军队各级救治机构分工伤病员的组织形式,是战时条件和伤病员救治需要相结合的产物。战时伤病员多,伤情复杂,设备有限,伤员不可能长时间停留在战区,只有从时间和距离上分开,由若干救治机构分工实施,共同完成。特点是建立医疗后送系统,规定各级救治范围,统一战时医疗文书。

分级救治通常分为5类:急救、紧急救治、早期救治、专科救治、康复治疗。所以,各国军队前线救治的阶梯为5～7级。救治的要求是迅速及时,力争早日治愈;前后继承,保证救治质量;相辅相成,医疗与后送相结合。

美军提出了战术伤员救治的阶梯概念,即火线救治、战地救治和伤员后送途中救治的3个不同阶段。火线救治系指在受伤现场,遭受敌火力攻击的情况下,伤员所接受的医疗救治。医疗物资仅是作战单兵和卫生员所携带的器材和设备。战地救治系指在不受到敌方火力攻击的情况下,伤员所接受的医疗救治。伤员等待后送的时间长短不定,短则数分钟,长则数小时。伤员后送途中救治系指伤员在送往上级医疗机构途中所接受的医疗救治。

战争情况下的现场医学急救,通常分为自救、互救、卫生员急救、医务人员救援和后方救治,共5个层次。美军研究医学救护的基本分布是自救(3%)、互救(91.7%)、卫生员救护(2.6%)、助理军医救护(1%)、医生救护(1.7%)。现代战争中,战场上士兵伤后5～15分钟"初救率"已经达到93%。

三、远程急救手段

为了降低战场上的战斗减员,各国军队的军需部门、警察部队的反恐怖部门,都在积极研究适合不同作战条件下穿着的新型服装,这就是新的光纤服装。以便评估士兵的战斗能力,并及早发现士兵是否受伤及伤情的具体情况,通过非接触的方式来进行实时的有效处置,或决定是否撤离。

光纤服装——美军最新式的作战用服装,由特种纤维制作。共分3层:外层与现有作战服差别不大,具有防弹、防激光、防生物化学战剂、防视侦等功能,可以随环境改变颜色;中层嵌有导电材料,替代电缆向各个系统供电;底层嵌有各种微型传感器,能检测单兵的心率、血压、体温等生理指标,便于随时观察士兵的生理状况。一旦穿着人员受伤,其信息就可以通过传感器传输到指挥中心,有关的医学技术人员就可以通过无限传输,对士兵进行紧急救护的技术指导。

"救命子弹"——美军进行远距离战场救护的特殊"功能弹"。弹体由可溶性高营养物质压缩而成,能被人体迅速吸收。其内装有一定剂量的急救药品,如快速止血药、高效抗生素、中枢兴奋药、解毒药和营养药等。

作战中,当伤员一时无法抢救时,隐蔽处的随队医生即根据伤情配备相应的药品并通过计算机确定命中的最佳部位。操作手利用激光定位瞄准和激光夜视技术使"救命子弹"准确地击中伤员的伤口,使其紧紧地贴在皮肤上,在短时间内迅速止血,为抢救生命赢得时间。该子弹使用的有效射程为1 500m,在伊拉克战场上已试验性使用。

"救命炮弹"——当深入敌后的作战人员遇到险情而随队医生无法救治时,可呼叫后方救护中心,报告伤情或毒剂类型等。救护中心的医疗专家可迅即配备药品,并根据发出的声音锁定被救目标。"救命炮弹"发射后会在被救目标上方自动打开降落伞,将药品送至地面供现场抢救使用。

远程医疗——综合应用医学技术、微电子技术和信息技术,形成信息化卫生装备,可以跨越时空,开展交互式、可视化的远距离医学咨询、诊断、治疗及医学教育等,并可以为伤病员提供远程、实时、快速、高质量的医疗服务的医学信息手段。

四、运转急救伤员

医疗搬运后送是战场或重大灾害现场救治大批伤病员的主要手段之一,也是体现救治效率的重要标志之一。要及时发现创伤伤员,在进行止血、包扎、固定后,一定要及时搬运、后送,让伤员得到后方优良的确定性医学救助,减少伤残率。

常见的运转方法有：徒手搬运、担架（自制担架、标准担架、复苏担架、特殊担架等）搬运、车辆（救护车、装甲车、空车等）运转、卫生列车运转、卫生飞机（直升机、客机、专机等）运转、专门的医院船转运等。

五、减少急救伤亡

在战场上，通常是经过卫生员的初期处理之后，由医务人员接诊伤病员，进行紧急救治和早期救治。

紧急救治是为挽救伤员的生命、防止伤情恶化、保证后送安全采取的紧急救治措施，包括输血、气管切开、结扎止血、血气胸的闭式引流、深筋膜切开减压、尿潴留穿刺等紧急措施，通常在团救护所这一级实施救治。

早期救治是指对伤病员在明确诊断的基础上实施对因的救治措施，主要包括各种紧急手术、气胸缝合、大血管修补、开颅减压、剖腹探查，完善的清创、彻底纠正休克等操作，通常在师救护所这一级实施救治。

专科治疗是指由相应的专科医生，在医院利用专科设备及药品、器材对伤病员进行确定性治疗，包括截肢、眼球摘除、颅脑清创、胸腹腔手术以及对战伤并发症的综合性治疗，恢复性或整形手术，对核化武器伤员的救治等，由部队或征用的地方综合医院、专科医院、专科医疗队、手术队进行。这一类的治疗，主要是减少伤残率，使更多的伤员恢复健康。

康复治疗是指对痊愈后不能继续为部队服役的伤病员，实施功能康复、重建的晚期康复治疗，如生活功能的测定、物理治疗、作业治疗、言语治疗、中医治疗、康复工程等，通常由战略后方医院或疗养院、福利院进行。这一类治疗，主要是让伤员特别是高等级的残疾者，具备生活自理能力，减轻社会的负担。

第三节　锻炼心理耐受

在战争或重大灾害中,大批人群遭遇严重的心理问题,需要进行及时的心理救援,促进他们早日康复。军人的心理变化是一种动态的过程,有的人适应了就能保持良好的心态,自如应付各种艰难险阻,不断取得胜利;有的人难以适应,就会出现诸多的身心疾病,乃至发生精神崩溃。所以,需要不断训练军人的心理耐受能力。

一、破解心理秘密

心理应激反应,是在特殊情况下,心理及生理应激源作用于相关人员所造成的失能性损害,并伴有躯体、心理症状和反应。主要表现有:一是精神疾病型应激反应,以精神症状为主要表现,包括神经症和精神病。临床症状为多种、易变的精神异常、行为异常和心理障碍,部分伴有生理指标的改变;二是疲劳型应激反应,由于长期持续作战、劳动,或短期内高强度的军事行动,引起的生理疲劳、精神疲劳或体质衰弱,影响作战、劳动能力,产生的一系列症状;三是违纪行为型应激反应,以心理障碍为主,认知、判断失误,产生违反战场或劳动纪律的行为。

战场应激的一级应激源为生命安全感丧失,主要心理矛盾是既要保存生命又要履行职责、体现忠诚。战斗激烈到一定的程度,每个人都可能产生精神疾患。二级应激源是心理、生理因素,士兵心理、生理储备的消耗,如酷热下的脱水、寒冷情况下的冻伤、高原上的缺氧等,缺乏食物、睡眠、沟通,导致发病。

军事环境是一个充斥着各种应激源的场所,士兵被迫远离家乡,处境困难又危险,这些应激源,对机体健康与心理健康的负面影响已得到证实。外军对部署在伊拉克和阿富汗的空降师、步兵师和海军陆战队的 6 000 多名士兵进行心理测试,采取匿名形式由士兵本人填写,分别在部署前和从战斗地点返回 3～4 个月后各进行 1 次。表明严重抑郁症、焦虑和创伤后应激症的发生率大幅度上升。

心理战是一场针对人的理智和情感的作战,以特殊的信息媒介为武器,依赖心理学原理,通过宣传和其他各种手段,对目标人或集体的心理实施攻击,使其心理产生错觉或混乱,导致其士气、意志的崩溃,最终改变其态度和行为。

二、疏导不良情绪

人在发生心理障碍时,会有许多可观察的表现,常见的行为体征有握紧拳头、情绪激愤、泪流满面、强迫行为、注意力不能集中等。攻击型体征有威胁、攻击或暴力行为等。

作战地带的士兵易受到多种应激因子的侵袭,如敌军的威胁、环境艰苦和身体不适等都会引起发怒。发怒可以激发斗志,促进士兵主动完成作战任务。但如果发怒达到了不可控制的程度,则会危害发怒者本身和其他人,会使部队的士气下降。当发怒成为叛逆、违抗命令、退缩等罪恶行动的根源时,则应将其送到战斗应激控制小队进行系统治疗。

三、实战心理训练

心理疏导、训练,主要有下列 7 种办法:团体化教育培训、适应性心理训练、放松与体育锻炼、心理调控训练、物质保障与心理预防、战斗应激反应的干预(分为介绍、事实、思考、反应、症状、教育和关联 7 个阶段)、创伤后应激障碍的干预。

1. 心理抚慰　当美海军的航母作战群部署到海外时,航母上的医务部门负责舰上 1.2 万名官兵的健康保健与医疗救治。航母长期部署在海外,舰员会面临错过本土发展的机会、应激、家庭、酗酒、药物滥用、人际关系等方面的问题与困难。航母上的生活充满应激,工作时间长,生活空间狭小,尤其是资历浅的舰员,住舱小,且是公用淋浴与盥洗室。对于十八九岁的年轻人来说,第一次离家,缺少处理这些问题的能力。因此,舰员与飞行员的心理问题丛生,需要心理咨询/评价与治疗的舰员则要乘直升机离开航空母舰到海军基地医院。

1996 年起,美海军实施“心理学海上计划”,每个航母作战群都配备了 1 名心理医生与 1 名临床心理技师。10 年来,海军舰队心理卫生保健与咨询的状况已发生了巨大变化。

2.心理治疗　美陆军认为,部队成员心理健康是部队有效完成作战任务的重要保证。研究发现,认知-行为治疗法可有效缓解愤怒和抑郁的程度。医务人员可用作战任务的时间限制,要求士兵用自己的责任心控制自己的发怒反应和行为变化。采用个别或集体治疗法。重点是让每个发怒士兵回顾在发怒时自己是如何想的,有什么感觉,出现了哪些行为。帮助他们找出发怒的原因,要求他们用缓解发怒的思想代替能引起发怒的思想。

四、树立必胜信心

要使心理障碍者得到心理救援、干预,树立必胜的信心。就要掌握以下原则:一是协同化原则,强调生理、心理上的干预必须同时进行,促进心、智、体的全面优化,力争早日归队;二是正常化原则,强调在应激干预时,建立一个心理创伤后调整的一般模式,涵盖在这个模式中的任何想法和感情都是正常的,树立“合理即正常”的概念,便于沟通;三是协作和授权原则,干预双方的活动是协同式的,对于自尊感和安全感降低的士兵,要适当授权,建立恢复疾病的信心,从战场的非人性场景中解脱;四是就近、及时、期望原则,这种模式承认伤员的反应行为是合理的,遭受炮击、惊骇、过度紧张后是最佳救治时机,最佳处置场所在前线,及时给予休息、安慰,解除恐惧心理,促进康复;五是个性化原则,人类的应激反应非常复杂,个体反应与众不同,干预需要因人而异、因材施教。

五、形成耐受能力

对士兵的心理问题,要进行逐步的心理疏导,让其形成很好的心理耐受能力,以便适应在复杂的战争条件下的艰苦生活,很好地完成任务,直到取得战争的胜利。

比如,在一次对参加联合国南黎巴嫩维和行动部队的瑞典士兵调查中发现,主要的应激因素包括:不活动(64％的士兵)、思乡病(47％)、与世隔绝(35％)。还发现,维和行动伴随着与压制其敢做敢为的冲动相关的独特应激因素的产生。参加常规战争的士兵有表现其敢作敢为冲动的机会,但是,联合国维和人员必须限制这种冲动。

第四节　加强军人营养

拿破仑说:"军人是靠胃行军的",足以说明军队统帅对军人营养重要性的认识,说明后勤保障的重要。军人的体质是战斗力的基础,军人的营养是体质的动力。一定要加强军人的营养供给,维持最低的战斗需求,保证特殊的作业需求,实现以营养保战斗力的目标。

一、维持基本营养

关于"营养"一词,"营"是指筹划、办理;"养"是指调理、保养。营养就是指生物体(人)从外界吸取必要的养分,起到维持生长、发育等生命活动作用的过程。人体的一切代谢都需要能量,而能量的来源就是营养。人体需要的营养物质有糖、蛋白质、脂肪、维生素、微量元素、纤维素,还有水,各种营养素之间是一种互补的关系。人体摄取营养的途径主要是饮食,在疾病状态下就需要饮食疗法或输入高能量的营养品。

供给人体的营养一定要丰富、卫生、平衡,才能保持身体的持续健康。营养极度缺乏会造成疾病,严重过剩也能引起机体的损害,在用饮食来保养身体时应该注意避免发生。所以,人的健康、长寿,需要营养师来维护。

二、保证作战营养

军人在维护健康时,科学饮食是至关重要的一环,现代营养膳食的新理念——营养均衡,就是精心搭配多种食物的平衡膳食。就是在每天的饮食中,将所需要的各种营养素尽可能全部摄入,也被称为健康成年人每日"膳食金字塔":第一层是粮豆类(比例为 10∶1)食物,注意粗细粮搭配,摄取量为 450g 左右;第二层是蔬菜和水果(比例为 8∶1),摄取量为 350g 左右;第三层为动物性食品,提供蛋白质、脂肪、B 族维生素和无机盐,摄取量为 150g 左右;第四层是奶和奶制品,摄取量为 250g 左右,提供蛋白质和钙;第五层为适量的油(不超过 25g)、盐(不超过 6g)、糖。

军人的营养标准是保持军人身体健康、营养状态良好、有效执行军事作业,每日应从食物中供给的热能和各种营养素的适宜数量。通常以轻度劳动 2 600 千卡、中度劳动 3 000 千卡、重度劳动 3 500 千卡、极重度劳动 4 000 千卡的标准供给,保证各项训练、作战任务的完成。平时靠科学调配饮食供给,战时会用军用罐头的方式应急供给。女战士的能量供应按同等劳动强度的 90% 供给。

三、强化特殊营养

对于海勤、空勤人员的饮食供给有特殊要求,其中,每日供给热能:水面舰艇和潜艇人员 3 300~3 600 千卡、核潜艇人员 3 500~3 700 千卡、机组人员 3 100~3 600 千卡。对于特殊环境、特殊作业的人员,还有一些特殊规定:寒区部队,冬季的饮食要增加脂肪的摄入量;热区部队,要增加维生素和矿物质的摄入量;高原部队及施工部队,要增加 10% 的热量;接触放射性物质的部队,要增加复合维生素的摄入。

现代医学已经研究成功的"要素饮食"和"胃肠外营养"等高能饮食技术,就是应用科学的手段将人体必需的多种营养素进行合理的浓缩,形成一定的剂型,应用于太空宇航员的日常膳食、应用于恶劣环境下(高原、高寒、高热、沙漠、潜水等)特殊人员的应急膳食、应用于临床抢救极危重病人的生命等方面,已经取得了巨大的成果。这些成果还将逐步走入老百姓的家里,成为人们追求健康的重要手段。

四、加强营养卫生

人在摄取食物营养的同时,也可能因为食物中存在的各种有害因素而患食源性疾病,就是俗话所说的"病从口入"。

1.危险因素　影响食品安全的危险因素:农药和兽药的污染;食品生产中的工具污染;非法使用食物添加剂;不安全的食品包装;食物储运污染;食品带有有害致病因子等,成为健康的隐患。

2.卫生要求　要保持食品卫生,就要做到:选购新鲜、卫生的食品;养成良好的厨房卫生习惯,世界卫生组织称为五大要点——保持清洁、生熟分开、彻底做熟、保持食物的安全温度、使用安全的水和原料;合理烹调;健康饮食行为;科学选购保健食品(保健食品是具有特定保健功能的食品,适合特定的食用人群,不能替代普通膳食,也没有适合所有人使用的保健食品)。

要讲究饮食安全、饮食习惯和饮食的社会心理,保证饮食的效果。①安全感。不仅食物本身是没有污染、没有腐败、没有损害健康的添加剂,而且食物的色、香、味、洁俱全,人们才会认为食物是安全可靠的,会高兴地进食,把饮食作为愉快的享受。②习惯性。每个人自身的饮食习惯都不大一样,有的喜欢热食、有的喜欢冷饮、有的喜欢站着吃、有的习惯蹲着吃、有的喜欢边吃边谈、有的喜欢独自进食、有的喜欢定时就餐、有的喜欢不定时,有的喜欢吃中餐、有的喜欢吃西餐,至于不同民族的饮食习惯、不同地区的饮食差异,在饮食文化上表现的更是千差万别。③社会心理。不同的历史时代,社会提倡的饮食主题不同,对饮食习惯的影响也很大,如过度宣传减肥的好处,结果造成许多人连饭都不敢吃;过分渲染"吃肥肉会得高血压",使很多人望肥肉而生畏,吃肥肉而担心;不科学地提倡"饮水疗法",使许多人豪饮生水、冷水而生病;这些忽略营养综合平衡的饮食观念,都是不可取的。应该在营养师的指导下,根据自己实际情况,合理营养,科学饮食,吃对、吃好、吃饱,吃出效果来。

五、研究新型营养

对于新形势下的作战,需要新型营养的供应。比如,高原地区缺氧,就需要装备在低气压条件下的饮食供给;热带地区,食物容易腐烂变质,如何供应新鲜的蔬菜和食物,也是一个重大课题;在寒区,食物的加热问题技术又是一个现实问题,需要采取多种措施解决;对于特殊环境、特殊人员的特殊食品供应,是保证战斗能力的基础,需要军需人员特别对待。

比如,俄罗斯战略火箭军,部队分布在偏远地区,各种条件都较差,军人的合理营养就是一个大问题。导致军人营养不良的原因可归纳如下:①驻地气候条件各异,有的是大陆性气候,昼夜和年度温差很大,有的长年处于零下。②驻地居民传染病发病率高,个别居民区公共卫生设施差。③驻地卫生流行病学情况不稳定,夏秋季肠道传染病和甲型肝炎时有流行。④驻防在自然疫源地上,有鼠疫和兔热病、肾综合征出血热、假结核、森林脑炎等。⑤有的驻军地处偏远。⑥粮食补给困难,营养差,以罐头和浓缩食品为主,维生素保障不足。⑦军事劳动特点是经常处于战备状态下,精神心理负荷重,技术装备复杂,信息量大。

第五节　改进军人服装

　　单兵的服装，是保护单兵身体健康的最基本防线，是体现单兵军容、军威的最靓丽标志，是投入作战的基础单元。因为单兵服装具有保暖作用、防护作用、装饰作用、标示作用以及提高单兵战斗力的作用。改进军装主要从以下几方面着手。

一、配备基本服装

　　军装是军人的身份标志，也是一个军队的形象表示。军装主要分为三种：军礼服、军常服（夏服、冬服）、作战训练服等。军服是军人日常穿着、训练、作战用，是典型的职业服装，具有保暖与装饰的作用，与其他服装有显著的差别，我军自建军以来，已共换发过14套军服。

　　我军2007式军服，新增加了各种军装上的服饰，如军种符号、兵种符号、军龄符号、职务符号、姓名符号、战士服役章、礼服装饰物、肩章符号、领章符号、帽徽符号、袖标符号等，有600多个品种。是建军以来最彻底、最完善、最齐全的一次换装行动。

二、改进防护服装

　　防护性军装，主要是指在施工中防粉尘的防护服装、机械作业的油污防护服装、防御生化与生物武器的服装、防止放射性沾染的防护服装等以及相关的附属配套物品。

　　个体防护性服装，是指从头盔、防毒面具、呼吸器、防护眼镜、耳塞、耳罩、护耳帽、防护手套，到各种防护鞋、耐高温鞋、防滑鞋、绝缘鞋、防穿刺鞋、防静电服、防寒服、防水服以及防坠落设备（绳索、搭扣等）和碎屑飞溅环境作业的防护等服装。需要根据不同的作业特点来选择合适的防护服装，达到绝对安全的防护目标。

三、提供特种服装

军队的特殊服装,是提供给从事特殊职业的人员使用的服装。如空军飞行员的专用服装、坦克驾驶员的专用服装、海员和潜水员的专用服装、航天员的专用服装、高原登山的专用服装等,都是高科技组合的军用特殊服装。因为从事这些职业的人员,都是独立生活在一个狭小的空间里,一旦出现意外,就会丧失生命。

所以,对特殊职业的人员必须有特殊的服装来保证安全,最典型的是航天员,在没有空气的太空中活动、生活,不论是在舱室的正压环境,还是在舱外活动,都靠航天服来生存。

四、减少单兵负荷

单兵装备,随着科学技术的发展、火控和防护理念的改进,也发生了翻天覆地的变化。目前的单兵装备,已经不是上世纪的"水壶挎包备用鞋,铺盖卷上一把锹,几个弹夹一支枪"那么简单了,而是以单兵为基本单元的武器装备和个人保障防护的单兵系统。

1980 年后,美军制订了"士兵现代化计划",开始改进单兵装备,着手研究单兵系统,提高了单兵装备的现代化、整合化程度。进入 21 世纪,提出了"21 世纪陆地勇士计划",科研人员又将计算机、夜视、摄像、通信、体征监测等装备整合入单兵系统,形成了标准化、整合化、把士兵从头到脚武装起来的单兵作战系统(主要由头盔、武器、电脑、防护服、微气候和能源分配等子系统组成)。该系统技术含量非常高,新材料、新技术、新理念得到了综合应用,能够为士兵提供作战地图、自己和战友的位置、最新指令及敌情等战场信息,全面提高士兵的攻击力、生存力和目标捕获力。

但是,新装备的造价上升了、单兵负荷也增加了。一名海军陆战队队员的标准野战装备,包括防弹衣、步枪、弹药、水、食物和通信器材,总重量 44～61kg。在伊拉克、阿富汗的野外执勤,背负

44~68kg,导致士兵出现肌肉、骨骼的疲劳性损伤多发(美军2007年因装备引发的腿部拉伤、膝伤等为25.7万例),因此减负研究为必要。也许,将来的战场上,会出现一种既有防护保障功能又能协助单兵行军,帮助负重的单兵智能铠甲。

五、研究新型服装

在未来的战场,士兵需要将军服与作战装备有机地结合起来,统一规划、统一设计,使之逐渐融为一体,真正体现新型军装的优良性能,为作战打好基础。

1.新型士兵战斗防护服　美军一种最新式的作战用服装,由特种纤维制作。共分3层:外层与现有作战服差别不大,具有防弹、防激光、防生物及化学战剂、防"视侦"等功能,可以随环境改变颜色;中层嵌有导电材料,替代电缆向各个系统供电;底层嵌有各种微型传感器,能检测单兵的心率、血压、体温等生理指标,便于随时观察士兵的生理状况。一旦穿着人员受伤,其信息就可以通过传感器传输到指挥中心,有关的医学技术人员就可以通过无限传输,对士兵进行紧急救护的技术指导。

2.伤情鉴别服　这是一种美海军陆战队已装备的作战服装,看上去是极其普通的"内衣",但内部构造却新颖别致:在这种"内衣"的肚脐位置,安装有一个拾音器,在腰部则有微型无线电收发芯片。当士兵受伤的同时,伤处的光纤和导电纤维会立即被切断,准确显示出受伤的部位和范围;此时的拾音器,会迅速分析受到打击的声音信号,判断是何种武器所致的伤情;几秒钟后,这些详细的伤情报告,便会传输到医疗救护中心的指挥控制系统;医学专家看到信息后,会马上向"内衣"发出询问的信号,"内衣"就会利用光纤网络技术,测量出士兵受伤的程度。当伤员后送到野战医院,救护人员接触到伤员后,则无须再对伤员进行体格检查,便可以依据计算机储存的这名士兵的有关信息,直接对伤员进行有效的医学治疗,可以为抢救伤员的生命,赢得宝贵的时间。

3. 新型高技术单兵作战系统 一是包括安装有人体特征识别系统、平视显示器的轻型头盔、微型通讯系统、通用作战地图、便携式可视生化传感器、手提电脑显示器、全球定位系统、灵巧的传感器背心和配备激光指示器的武器系统等;二是新式的特殊服装,可以改变颜色,与周围环境融为一体,达到伪装(如外观、红外线、热红外和辐射等光谱伪装效果)的目的;三是背心上的医用传感器、耳朵中有监测心跳和体温的仪器,控制士兵的身体状况,随时提供医疗服务;四是配发初始打击口粮,体积小、重量轻、热量高、行进间可以食用(打开即食,无须加工)等特点,但不宜长期食用。

4. 调温作战服 这是一种全天候防水服装,士兵能自行调节内部温度,无论是在严寒的北极,还是酷热的沙漠都能适应。这种服装的净化水装置还能保证战士随时随地有水喝,"你可以向装置中倒入地面上的脏水甚至汗水和尿,而从装置中流出的将是可以喝的水。"这种技术已经被使用在太空实验站内,宇航员可以将自己的汗液、尿液等液体提纯为饮用水。

5. 外骨骼系统 是美国萨克斯公司与陆军合作研究的一种机械服装,这种以铝和电子材料制成的服装,重 68kg,穿上它可以毫不费力地举起 90kg 的重物;也可以用举重器材,连续举重 500次。就像大脑会传送信号到肌腱使肌肉运动一样,电脑会传递指令到机械装置的液压阀,促使机械装置的机械四肢,即时复制并增强穿者的动作和行动力量。主要用于装卸货物或重型设备上。未来士兵会穿上它上战场。

第六节 改善微小环境

军队职业、岗位的微小环境,对军人的健康状态影响非常大,有时候还会造成致命的伤害。所以,要注意不断改善职业、岗位的微小环境,净化空气,减少危害,提高官兵的健康水平与战斗能力。

一、净化局部空气

要对狭小的军事装备空间、坑道,进行必要的空气净化,使其内部的空气质量达到军用标准的要求。

关于坑道,国外通常分为一类坑道(基本指挥所)、二类坑道(机关坑道、后勤坑道、医院坑道等)、三类坑道(基地机关、后勤坑道)、四类坑道(发射阵地、装备坑道)等。要求温度在 $16\sim32℃$,湿度在 $45\%\sim70\%$,噪声 $65\sim80dB$,氧气含量大于 18%,有害气体在规定的限值之下。

关于飞机、装甲车、舰船、潜艇等狭小空间,空气质量要求就更高了。如飞机座舱内的噪声要小于 $80\ dB$,温度保持在 $20\sim27℃$;水面舰艇内的温度在 $25\sim29℃$,湿度在 $40\%\sim75\%$,噪声 $65\sim80dB$;潜艇内的温度在 $24\sim28℃$,湿度在 $50\%\sim70\%$,噪声 $60\sim80dB$,在生活区与工作区的要求是不一样的,如 $100dB$ 以上的舱室不能超过 1 小时,以免造成听力损伤。

二、减少噪声振动

噪声与振动是军事职业中最常见的危害因素,需要加强防护,减少对人员的伤害。

1. 噪声的危害

(1)分类:声音分为纯音、复合音、乐音、噪声等。环境内的噪声是人类生活的必须条件之一,在无声世界里,人类就不能正常生存和发展,但声音过强会使人致病。噪声根据来源分为自然噪声、交通噪声、作业噪声、社会噪声、家庭噪声、军事噪声和振动噪声等;根据频率分为低频、中频、高频噪声;根据原理,分为流体动力性、机械性、电磁性噪声。

(2)危害:国家对作业噪声的容许标准为 $85\sim90dB$。在军事训练、施工、通讯机房或作战时,噪声的强度比较高,都在 $100dB$

以上,持续的时间也比较长,对听觉的损害比较大,部位主要在中耳和内耳。损害分为 4 种:①暂时性耳聋,脱离噪声环境后,听力开始恢复,可以恢复到原来的水平;②永久性听力损害,是不可恢复的,有"高峰听谷"的高音损失显著特征,是噪声性耳聋的先兆;③噪声性耳聋,长期受高噪声暴露,耳感受器损害,高频听力丧失,逐渐日常交流受到影响,出现了"耳聋";④爆震性耳聋,由于枪炮、射击、爆炸等,使空气压力急剧变化,产生强脉冲,造成的急性听觉器官损伤,可以出现鼓膜破裂、出血、穿孔等。第一次世界大战时,英、法、德、意、日等国军队发生"爆震性耳聋"患者 10 万人;第二次世界大战时,美军发生"战争性耳聋"患者 25 万人。

(3)防护:主要是在环境和装备上降低噪声,或使用护耳器。抢救时,先要脱离高噪声区域;再给予扩血管的药物、神经营养药物;如治疗效果不明显,要调离岗位,长期治疗。

2.振动的危害 振动是物体的一种运动形式,表示一个物体在固体、液体或气体中沿着直线或弧线来回往复的运动。适度的振动可以给人体带来好处,但过量的振动会导致机体损害。

(1)危害:按照振动作用于人体的传播的方式,分为 2 种:一是全身性振动是指工作地点或座椅的振动,人体足部或臀部接触,作用于全身,如作业平台、交通工具等。主要表现:不舒适、疲劳、定向障碍、血压增高、心跳加快、面色苍白、颠簸、摇晃、旋转、恶心、溃疡病、妇女流产和嗜酸性粒细胞减少等。二是局部振动又称"手传振动"或"手臂振动",是手接触振动工具,手臂传递至全身的振动。如电钻、风钻、汽锤、电锯和捣固机等。作用于末梢神经、外周循环、骨骼肌肉系统,主要表现:皮肤温度降低,血流减慢,手部麻木、刺痛、僵硬、无力,骨质疏松或增生。如果发展,可以出现局部振动病——长期使用振动工具而引起的以末梢循环障碍为主的疾病,也可累及肢体神经或运动功能,典型表现为发作性手指变白。临床表现:"振动性白指"、手麻、手痛、关节变形、影响书写以及神经衰弱、头痛等。根据症状和检查结果,分为轻度、中度、重度三级。

(2)防护:控制振动源;改善作业环境,限制暴露时间;加强防护,戴耳塞、耳罩、腰椎保护带等;定期健康检查、积极治疗;如有明显异常,应调离岗位。

三、调节舱室温度

要想提高劳动作业或军事作业的效率,就必须注意改善军事装备内的微小环境的气候,达到军用标准要求的范围内,保护军人的健康。

例如,对航天用的通讯舱、飞行舱,海军的舰艇、潜艇,陆军的坦克装甲车的内部环境进行必要的改造,安装空气调节装置,使其空间保持在适宜的温度、湿度下,让成员感到舒适,减少中暑或伤害的发生。

还有,对特殊行业的飞行服、宇航服、防化服、隔热服等完全密闭的军用服装,要进行精确的设计,增设必要的保温、降温装备,形成一定的生存空间,保证其成员的安全性、舒适性。

四、加强个人防护

1.冷却降温 可以减轻人体在炎热环境作业中的"热紧张",是特殊的防护技术。如美军为解决战车成员个人微小气候降温问题,研制了液冷背心和冷却装置,降温效果明显;液冷背心的散热量大,冷却效率高,可以提高飞行员的舒适感;液冷头盔可以使飞行员生理紧张度和体热积蓄减少 50% 左右;我军研制的通风服、液冷服、化学冰袋背心、二氧化碳干冰帽和冷却装置,都有一定的防热降温效果。

2.热习服 这是指对热环境不适者,反复暴露于高温环境,通过调整机体相关生理代偿能力,使生理性的热紧张状态获得暂时改善,对热耐受力提高的现象,又称为"获得性热适应"。随着热习服机制的逐步建立,机体分泌汗液的体温之"域值"降低,"泌汗率"增加,散热率增高,热耐受力会显著提高。热习服者若离开热环境一段时间,会出现脱习服现象,因为这只是基因表达水平的变化。

3.热适应　这是一种世居或长期在热环境中生活、劳动者的热耐受能力比短期进入热环境者明显增强的生物学现象。也是机体对热气候条件建立起来的基因结构和表达的稳固的协调关系,又称生物性热适应。凡是适应者,机体的功能、外形,都会发生适应性的变化,具有良好的散热功能,具有明显的可遗传性和永久性特点。

五、实现最佳配置

虽然对军事装备的微小环境的要求有明确规定,但是在实际工作、作战当中,还是经常出现超过军队标准规定极限的不良现象。需要制造厂家对具体的微小环境进行必要的技术改造,使其内部的空气质量基本适合人员的居住、工作或作战。

比如,在完全保证作战性能的条件下,逐步改造坦克或装甲车内的装置,增加空调设备,改善车内的空气质量,增加含氧量;修改坦克座椅下的弹簧装置,减少振动与噪声对人员的危害;对于潜艇内部的设施,更要进行全面的论证,如何保证长时间运行后,潜艇内各种气体混合后对人体无害,对作战产生的有毒气体能及时清除掉,减少对人员的伤害。

第七节　配备信息装备

医学信息装备包括有线或无线通信装备、个人识别信息装备、作战信息装备、各种安全警示装备、远程医疗装备等。信息装备是现代军人的基本装备之一,也是保证安全的一道防线,在任何一个军队职业或岗位上,都需要一定的信息装备来进行联络与识别、作战与作业、救援与医疗。

一、正确识别伤员

战场上,卫勤指挥对大批伤病员进行救治,最关键、最重要的环节就是进行身份识别,保证伤病员治疗的正确性、连续性。军队人员的身份识别有五种方法。

1.早期个人身份牌　美海军使用个人身份牌的历史可追溯至第一次世界大战。1917 年 5 月 12 日,当时的海军部长 Josephus Daniels 将军发布了第 294 号命令,要求每名参战官兵上前线前须佩戴一个由"镍、铜合金"制成的椭圆形身份牌,名为"Dog Tag",牌上刻有姓名、职务、出生年月、服役时间。当时,其主要作用是身份识别,后来增加了血型、破伤风疫苗接种记录、右手示指指纹等信息。至第二次世界大战,个人身份牌上取消了指纹,增加了宗教信仰内容。

2.野战伤员医疗卡　美国防部于 20 世纪 80 年代初颁发了统一的《野战伤员医疗卡》(field medical card,FMC),即国防部的 1380 表,明确规定了野战伤的伤员医学信息的记载内容和具体方法。1990 年,美海军保健研究中心又对野战伤员医疗卡进行了修改:在卡片上增加了人体正面和背面解剖学草图,并在图旁列出了常见的野战伤种类;选择优质纸张印制卡片,不易被损毁;卡片采用表格形式,以打"√"形式记录治疗情况、给药次数等。

3.多技术自动阅读卡 (multitechnology automated reader card,MARC)　是由美国防部指挥、控制、通讯和情报(即 C^3I)办公室于 1994 年提议而研制的一种单兵智能卡,可记录现场医疗和护理资料,动员和准备过程,个人携带的各种物品、个人职责、饮食保障和设备检修等资料。1997 年,美军进行了技术改进,研制了可计算 MARC 存贮容量的芯片,用户可对各级医疗阶梯所要存贮的数据大小进行计算,并可使用目前任何存贮技术来贮存医学信息。

4.电子伤票(medtag)　是一种记录伤病员受伤和治疗信息

的手持式小型装置,可供战场医务人员记录野战伤员的受伤和治疗情况。该装置的菜单操作项内容广泛,涉及各种损伤、疾病、治疗及其他在前沿战场可能遇到的有关医学信息。采用简便的双键式菜单驱动数据采集技术。使用时,只要插入一个多技术自动阅读卡(MARC)或智能卡后即可启动该装置,查看装入机内的个人身份资料、患者过敏药物、伤病及治疗情况等。只要录入当前日期和时间,即可自动记录下伤病员受伤和治疗的时间。

5. 个人信息载体(personal information carrier,PIC) 主要用来存贮数据,传递医学信息,包括 X 线、磁共振、心电图,记录病史资料,并在前线对伤病员的各种医学信息进行有效、及时、准确地记录和处理,以便对战场伤员实施有效的医疗救护。PIC 类似于电子伤票,体积小、携带方便,采用电子原理存贮士兵的各种医疗信息。一旦与某一数据实时连接,PIC 即可通过战地看护兵携带的手提电脑阅读或输入伤员的各种医疗信息。各种医疗信息既可存贮在 PIC 上,又可存贮在计算机伤员记录系统(CPR)数据库内,也可通过无线局域网、无线电频率等把各种医疗信息保存在中央数据库服务器上。

二、保证作战沟通

1940 年前,对战场遇险人员的现场人工搜寻,一般是采取"一跟、二看、三问、四听、五找"的方法。第二次世界大战起,苏军曾利用卫生犬寻找伤员、引导救护,并开始使用电子设备寻找伤员,促进了伤员寻找装备的快速发展。进入信息化战争时代,伤员搜寻装备也随之走向信息化。

在现代战场上,作战信息通常是胜利的保证。同样,在抢救伤员时,信息沟通是挽救伤员生命的关键环节。有两种沟通方式。

1. 作战伤员医疗信息系统 由于作战条件、伤病员情况及自然条件(如下雨)等影响,大多数伤病员往往不携带个人信息载体进入第二级医疗阶梯。因此,美海军保健研究中心于1986年开始研制一种战场伤员医疗救护信息系统(combat casualty care/medical information system,CCC/MIS),供第二级医疗阶梯对伤病员的情况,包括基本伤病情况、入出院时间、治疗经过及结果进行详细记录。该系统为一计算机伤员资料记录系统,采用伤员袖口的条形码登录计算机。但是,由于采用条形码登录需工作人员操作,且需用某种程序进行识别,加之计算机日期常常出错,为此,美海军保健研究中心于1988年对CCC/MIS进行了改进,改用无线电频率标签系统(radio frequency tag system)替代条形码,无须工作人员帮助即可对手术病人进行自动跟踪,而且在手术室的显示器可向外科军医提示该病人的情况,并提高了战伤救护水平。

2.战场伤员医疗跟踪系统　1994年,美海军保健研究中心所研制的伤病员跟踪系统〔MEDTAB(医疗表)和MEDTRAK(医学跟踪)〕,供医疗阶梯外科手术连的医务人员记录从野战外科急救站后送来的伤员的救护情况及短期的住院情况。MEDTAB和MEDTRAK是在CCC/MIS和MEDTAG基础上研制的两个计算机软件,主要用于记载伤病员的信息,跟踪伤员动向等。依靠这两个软件,卫勤指挥人员可以及时掌握伤病员流向、待床数、手术室、血库储量等重要信息。

三、强化应急救治

在战场医学救治中,建立快速有效、覆盖面广的急救信息网络系统、制定一套系统、完整、翔实的专业预案和行动方案是非常必要的。战场信息传递的迅速性和准确性,可为救治决策机构提供直接的指挥依据。军队的通讯指挥系统,具有立体直观指挥的LED、大屏幕投影监控、精确电子地图、GPS卫星定位跟踪显示功能,拥有丰富的各种卫勤急救、医疗处理预案以及强大的信息处理库。

救治指挥中心一旦快速启动此项功能,可将战场的情况在一定范围内进行有效监控。指挥系统迅速在电子地图上标注出需要卫勤救治的方位、确立现场与前沿急救分站、野战医院的半径距离,及时向上级领导机构进行汇报,便于领导机构早作正确决策。

根据战场伤员情况,及时通知前沿急救分站、医院,做好医学救治及灾害防护的各种准备,依据电子地图卫星定位的动态信息,指导救护车选取最优路径快速、准确到达救治现场。将信息库急救中的"处理预案"调入指挥部的大屏幕,给医学救治工作提供科学直观的决策依据。跟踪无线及 GPS 动态信息,了解车辆当前所在方位及现场灾情,确定是否需要车辆增援。

四、及时躲避危险

在战场上,双方的火力交叉,部队犬牙交错,处于极端危险的地步。在前沿阵地救援伤病员,军队编制有专门的卫勤机构,有梯次编配的专门医学救援力量,有规定的医疗操作程序。

由于在火线上医务人员通常被广大官兵称为"生命的保护神",如果战场上出现医务人员伤亡过大的现象,则势必影响伤病员的抢救,还会影响部队的士气,也可能会在战场上出现失利。现在,"保护医务人员就是保护战斗力"已经成为各级指挥员的共识,所以,如何在保护医务人员的同时提高战场抢救的效率,就成为困扰后勤保障和卫勤保障的重大课题。

装甲救护车或两栖装甲救护车,是战场上十分必要的医学救援装备或手段。更新换代的铁甲装备,历经多次战争的实际考验,不仅使救援人员在战场上得到较好的保护,从前线抢救了不计其数的伤病员;而且为改进装备提供了宝贵的实际经验。

2006 年 6 月,第 29 届国际军事医学大会在俄罗斯的圣彼得堡召开,在为 80 多个国家的军事医学代表安排的近似实战的现场演习中,战争的第一攻击波过后,出现了一些伤员。现场抢救的人员是卫生员徒步担架救援,显示了医疗与士兵同在;参与救援的车辆就是装甲救护车,冒着枪林弹雨成功抢救了 4 名伤员,显示出装甲救护车的快速性、安全性和有效性。

五、完善远程医疗

远程医疗,是指综合应用医学技术、微电子技术和信息技术,形成信息化卫生装备,可以跨越时空,开展交互式、可视化的远距离医学咨询、诊断、治疗及医学教育等,并可以为伤病员提供远程、实时、快速、高质量的医疗服务的医学信息手段。

1.**基本装备** 交互式视频设备、加密器、摄像机、麦克风、扬声器、监视器、多路转换器、卫星传输设备、电子画板及外围设备;传输用电子听诊器、心电记录仪、血糖仪、生命指征监测仪、各科器械等。

2.**系统装备** 这类远程医疗装备系统,主要有 3 类。

(1)大型远程医学系统:借助全球远程通讯网,为平战时医疗保障提供通讯保障,利用独立的医学记录系统,数秒钟内就可以把上千名伤员的完整医学信息传送出去,帮助医生、护士、卫生员对病人进行病情估计或治疗。美军在世界上部署了 3 个远程医学系统,提供临床使用,技术路线是把战场上的医学信息传输给后方的专家,专家的诊断和治疗意见传输给前方的医生,再对伤员进行咨询、诊断、会诊和手术处理。

(2)野战远程医学系统:主要有可快速部署的远程医学控制与通讯系统,为特殊医学增援部队各分队之间的联络服务;远程手术和手术指导系统,指远方的医生可以直接参加的手术,通过激光指示器指点手术部位,遥控外科手术;手提式超声系统,利用便携式超声器对战场伤员进行检查、治疗;远程会诊车,是具有卫星通讯、信息处理及存储、信息采集及表达等功能的一种新型机动卫生技术车辆。用于在野战条件下,为前方危重伤员提供早期治疗或专科救治。

（3）单兵远程伤情监测系统：通过参战人员所携带的单兵生理监视器，让战地医务人员及时了解作战士兵的生理指标和伤病情况。主要有 4 类：单兵状态监视器，由环境传感器、生理传感器、定位器和无线话筒组成，单兵携带，可以主动报告所处位置和伤兵情况；士兵生理学指标监测器，由一系列分布在士兵身上的微型传感器和微处理器组成，向指挥员提供单兵体力、作业能力、心理应激反应等身体状况；便携式担架生命支持系统，包括担架、防护罩、除颤器、氧气、生理指标监测、传输器、补液复苏系统、吸引器等，供战场救助时用；先进的成像系统，利用超声波原理找出受伤部位，进行监护。

第八节　强调综合效能

强调综合效能，就是要调整职业、岗位之间的设置、协调与融合，减少程序、简化手续、加强组合，确保安全，提高效率，形成以单兵为基础、岗位为平台、职业为集团的作战群体，保证每次作战的胜利。

一、做好优化组合

各国军队始终处于精简与整编的过程中，根据形势的需要，进行增加兵员或减少兵员的行为。在科技日益发达、信息化不断完善的情况下，对人员的需求少了，但对人员的素质要求高了，军队里的职业、岗位需要进一步的优化组合，走精兵之路，把军队的有限资源利用好。

比如，作战部队要按照作战的需要来编设。作战部队的实体是连、团或旅、师或军，实施精干的编设，有利于"短平快"的指挥，实现以少胜多的目标，走出一条投入少、效率高的路子。

二、强化联络手段

在信息化战争的条件下,无缝隙联络是最基本的手段,也是最重要的方式。军队在保密的情况下,可以经过无线电、卫星通信、旗语、有线呼叫、密码电报以及在公开的情况下,利用最普通的互联网、电话,进行联络,保持信息的畅通无阻。

比如,在地面,陆军的联络就需要多种手段来实现,但以无线联络和电话联络为主;海上的联络,就复杂一些,除了无线电联络,还需要经过卫星的配合,才能实现优良的通信;空中的联络,大多使用呼叫联络,随时保持地面与机组人员的沟通,也可以使用卫星通信来实现。在航天部队,通信是最复杂的,需要地、天、海、空的立体无缝隙联络,保证实时检测的效果。

三、形成岗位系统

除了全军性的岗位大调整,在具体的战位上,一定要科学组合岗位,形成不同的岗位系统,保证每项战斗任务的完成。当然,岗位上的士兵还要经过系统的培训与实战锻炼,才能胜任自己的工作岗位与职责。

比如,一架火炮,就有炮手、指令员、装填手、观察手等,相互配合才能完成一项作战任务;一个导弹发射车,就需要司机、信息员、指挥员、雷达员、操作员等岗位组成,缺一不可;一艘军舰,需要的战位就更多了,三级舰有 24 个战位、一级舰有 64 个战位、潜水艇有 30 个战位,所以合理设置岗位是非常重要的,是完成整体作战的基本保障。

四、提升防护级别

提升岗位的防护级别,就是要加强职业、岗位的综合防护,要针对某一种或某一类岗位的具体情况,找到薄弱环节,找到问题的突破口,加强具体的防护措施,从微观到宏观都要注意到防护的规定与技术,使所有岗位都有科学、合理、明确的防护与防疫措施,保证作业者的健康与安全。

比如,从武器装备的设计开始,就要尽量减少岗位因素对人员的伤害;到武器装备的使用中,加强实战前的多次演练,让士兵熟悉自己的装备,避免岗位因素的致伤;在进入实战状态后,装备的自身防护性能、医疗的战位急救设施、环境的屏障作用,都是减少对单兵伤害的重要环节。

五、提高战斗能力

从字面上看,"提高战斗力"是一句简单的军事术语,可是,要实现这样的目标,则需要下一番工夫。常见的方法如下。

1.改进装备法　武器可以造就装备精良的士兵。武器是作战的基础。以改进作战装备来提高战斗力,是最有效、最基本的方法。通常境况下,作战装备的作战性能直接关系到战斗的胜败,甚至是制胜的法宝。

2.提高素质法　高素质可以造就灵活的士兵。武器因素之外,人的作战素质就是最主要的因素了。先进的武器需要人来使用,士兵的个体素质如文化素质、身体素质、智力素质、医学素质等都是重要的影响因素,只有素质全面的士兵,才能掌握好、使用好那些先进的武器装备,才能保证打胜仗。

3.加强营养法　营养可以造就强壮的士兵。军人的身体素质是有生理与心理极限的,必须有良好的饮食营养才能保证士兵提高生理极限,在长期、艰苦的条件下始终保持强壮的体力、战斗力,才能持续投入多次战斗,并且保证战斗的连续性,直到取得最后胜利。

4.精神分析法　新技术造就新型的士兵。外军正在使用先进的神经科学检查手段,来具体分析士兵的每一项主要活动的过程,比较大脑的扫描图,从中发现一些人体活动的新规律,从而指导军人的活动,达到提升战斗力的目标。

各　　论

　　各国军队职业的医学防护，是一个非常重要、非常实际的军队基本建设问题。需要针对职业的特点和存在的主要问题，加以认真研究，找出突破口，切实解决，提高并维护官兵的健康水平，达到职业工作的最佳效能，实现作战、作业的最佳配合。

　　由于军队职业繁多，难以一一阐述，现综合选择有代表性的各军兵种职业部分主要岗位，根据单兵作业中可能的危害因素，做好具体防护措施。

第6章 陆军职业的医学防护措施

陆军是一个国家武装力量的组成部分之一,是用于作战的主力军,陆军人员的数量较多、设置的岗位众多,按照有关专家对军队岗位或战位的不同分类,需要在实践中做好以下医学防护措施。

第一节 步兵的医学防护措施

陆军中的步兵由多种作战技术岗位组成,分别有不同的岗位特点和需求,需要针对不同岗位采取相应的防护措施,确保作战的胜利。步兵分为徒步步兵和摩托化步兵。步兵的不同岗位防护要点如下。

一、陆军士兵

陆军士兵是军队的最典型军人职业岗位,主要靠士兵的良好体质来进行各种操作与作战,属于典型的"平时多流汗、战时少流血"的力量型的成员。陆军士兵岗位的防护要点如下。

1.岗位特点 一是人体因素,是能影响士兵健康与战斗力的各种身体因素。二是士兵的个体能力是作战的最基本因素,即最大劳动能力与耐力问题,这对于步兵和机械化部队都有现实意义;三是如果士兵得不到精良的装备、科学的培训和有效的防护,其士气、耐力与技术将得不到充分发挥。

2. 岗位需求　一是为了有效发挥士兵的战斗力,必须经过精心的选拔、严格的教育、充分的适应和具有熟练掌握武器的能力;二是经常遇到的问题是作业效率与防护之间如何达到最佳平衡的问题,其中,单兵负荷量是主要因素,不仅影响部队行动,而且使士兵在热环境中耐力明显降低,易出现疲劳、丧失睡眠、焦虑和恐惧;三是训练伤的问题,士兵处于长身体的阶段,训练强度大很容易受伤,还会影响终身的健康。

3. 防护要点　一是科学训练,劳逸结合,防止受伤,维护战斗力;二是配发合适服装,为了顺利完成作战任务,士兵必须穿着适宜的防护服,用以抵御敌方的攻击和严寒酷暑等恶劣气象因素,保持体力;三是提供新装备,从战场上肉体的损伤直至军鞋防水性能,任何影响部队战斗力的军事环境因素都是需要研究的重要课题。

二、轻重机枪手

机枪手是一个累活、重活,因为数千克重的轻机枪或几十千克重的重机枪,每天都要扛在肩上进行训练,确实辛苦。最优秀的机枪手,可以一人守住一个阵地。轻重机枪手的岗位防护要点如下。

1. 岗位特点　一是身体因素是保证完成作战任务的基础,体弱者难以胜任。二是士兵个体能力差异决定了在岗位上的耐力大小问题,这对于机枪手有现实意义;三是长期负重作战,对身体损伤明显,须要进行防护。

2. 岗位需求　一是机枪手必须经过精心的选拔、严格的训练、充分的适应和具有熟练掌握武器的能力,保持战斗力;二是单兵负荷量是造成战斗力下降的主要因素,所以要逐步减轻机枪的重量,减少单兵的不必要负荷;三是科学训练的问题,训练强度大会影响终身的健康,科学训练则会逐步增加士兵的体力和耐受力,提高单兵战斗能力。

3. 防护要点　一是适当增加营养,维护健康,劳逸结合,避免受伤,维护士兵战斗能力;二是配发合适的防护服装,尽量减少体能的消耗,保持基本的体能;三是提供新的作战装备,加强组合,适应人体,减轻负荷,提高作战效能。

三、狙击手

狙击手是一个综合素质要求很高的岗位,政治责任心要强,眼睛视力要佳,心理素质要好,身体要有很强的协调能力。因为长时间的潜伏、瞄准,果断的击发,精确的射点,是完成任务的基本要求。

我军历史上最优秀的狙击手张桃芳,在抗美援朝战争期间毙敌 214 名之多;前苏联 62 军狙击手瓦西里狙杀 225 名德国官兵;历史上最远狙击距离是 2 430m,是 2002 年美军在阿富汗"巨蟒行动"中一名士兵创下的;2009 年 8 月,英国驻阿富汗部队狙击手克里斯托夫・莱伊诺兹,在一座商店的屋顶上潜伏 3 天 3 夜后,射杀了远在 1 853m 之外的塔利班司令官"姆拉",创造了"百万分之一概率"的奇迹。狙击手的岗位防护要点如下。

1. 岗位特点　一是作战行动多为野外作业或高空作业,需要孤独而漫长的潜伏、等待,很危险、很辛苦;二是紧急情况状态下需要多种作战能力如灵活的反应能力、快速判断能力,在复杂情况下能应付自如;三是需要野外生存能力以及良好的相互配合能力,才能完成预定的作战任务。

2. 岗位需求　一是强壮的体魄,可以保持长时间的野外活动,可以减少疾病的侵袭,需要坚强的意志力,以维护良好的心理状态;二是良好的装备,不管是武器装备还是生活、卫生的装备,都必须是非常精良的装备,互相之间的配套性比较好,通用性强,保证及时使用;三是准确的行为,狙击手的目标是敌人的重要目标或罪大恶极的罪犯,在行动中需要隐蔽、快速,要在瞬息万变的战场上,瞬间抓住转瞬即逝的机会,下手果断,才不会贻误战机。

3．防护要点　一是保证营养,对于依靠体力来进行长时间作业的狙击手来说,保证营养是保证战斗力的重要保障,最常见的是高热量压缩食品,一块 5cm³ 的食品,能保证人体 18 小时的热量供应,喝水要用水袋和吸管而不是水壶;二是在复杂条件下保持清醒的头脑,需要非常冷静的思考与判断,一些必要的药物可以起到一定的防止疲劳和镇静的作用,如长时间潜伏时服用促醒剂、如过度紧张时服用镇静药;三是个体防护问题,有装备防护与医学防护两种,装备防护是因为双方都有狙击手在对抗,自己同样在敌人的严密监视之下,如果身上的伪装与避弹防护不到位,就会出现意外,医学防护是防治意外伤害和动物、昆虫的咬伤。

四、旗语兵

旗语兵也叫手旗通信兵(还有海军的灯语兵),是一种高度危险的岗位,因为在打出旗语时,人必须站在明显的位置长时间打旗语,容易受到伤害。旗语兵的岗位防护要点如下。

1．岗位特点　一是常作为明显的目标出现,是敌人的杀伤目标,受到伤害的概率大;二是站立的姿势要标准,旗语才能打得清楚;三是需要及时理解指挥员的意图,正确打出旗语,保证信号的联络。

2．岗位需求　一是身体健康,反应灵敏,能正确理解所要表达的内容,能够正确选择位置,让更多的人看到旗语所表达的意思;二是有一定的制式防护服装,保证安全;三是装备制式的旗帜,表达正确的意见。

3．防护要点　一是进行合适的服装防护,维护单兵战斗力;二是要熟练掌握旗语的方法,尽量缩短旗语展示的时间,减少危害;三是有足够的营养,洁净的水,全面、良好的医学保健,保障身体健康。

五、司号员

司号员,是平战时表达军队连以上首长作战意图的一种重要岗位。不仅要站在突出位置,还要吹响战斗的号角。司号员的岗位防护要点如下。

1. **岗位特点**　一是战场上常作为最明显的目标出现,是敌人袭击的目标,受到伤害的概率大;二是艰苦训练,站立的姿势要符合军队有关标准的规定,军号语言要吹得清楚;三是需要及时理解指挥员的不同作战意图,无论在任何时候都能正确吹出号声,保证信号的联络通畅。

2. **岗位需求**　一是身体健康,反应灵活,能正确理解号声所要表达的内容,能够正确选择位置,让更多的人清楚听到号声所表达的意思,及时采取行动;二是有一定的制式防护服装,保证司号员的生命安全;三是装备制式的军号,保证能随时表达正确的号声指令。

3. **防护要点**　一是有不同措施的、合适的个体防护措施,维护战斗力;二是要熟练掌握军号声的含义,缩短吹号的时间,减少危险性;三是全面、良好的医学保健措施,有足够的食物与营养,洁净无害的水,保证身体健康,特别要注意呼吸道疾病的防护。

六、通信员

通信员是连长以上首长的通讯人员,要将首长的意图及时转达给有关的人员,保证信息的正确沟通。在战场上,通信员要在首长的指挥所与前沿阵地间穿梭行进,沟通信息。通信员的岗位防护要点如下。

1. **岗位特点**　一是通信员是连队信息沟通的关键人物,需要健康的体魄、灵活的头脑,清晰的话语,才能完成任务;二是活动范围大,周围环境中存在的不安全因素比较多,需要应急处置、正确处理;三是需要良好的人际关系,熟悉人员的情况才能保证信息的准确传达,行动的一致,保证作战任务的完成。

2.岗位需求　一是需要从事岗位的人员年轻、体格强壮,头脑灵活,办事认真;二是需要有良好的军政素质,在遇到紧急情况时能准确判断、正确处理,不耽误事情;三是需要有一定的医学急救知识,在首长遇到危险时能及时处理,保证首长的安全,稳定部队。

3.防护要点　一是服装的防护,军人全副武装时需要有全套的制式防护服装,以保证作战的环境需求;二是卫生防护,个人要有制式的急救包、急救药品和一定的急救知识,保证自己自救、战友互救的实施,维持一线的战斗力;三是心理的防护,经常在危险环境中的来回穿插,必然要遭遇更多的危害,需要有正确对待人生中生与死的心理准备。

七、火箭手

火箭筒是步兵连队里的重武器,需要专门的人员来掌握或使用,保证遇到强敌进攻时对其主要目标(如坦克车、装甲车等)的攻击,保证自己连队的安全。火箭手的岗位防护要点如下。

1.岗位特点　一是一名士兵就是一个基础作战单元,必须经过严格的训练和实弹检验,士兵的素质非常重要,决定着能否保证武器的使用;二是一架制式火箭筒,是连队武器、火力配备不可或缺的一个要点,关键的时候要发挥应用的作用;三是什么时候使用火箭筒,需要首长的决策,过早过晚都会贻误战机。

2.岗位需求　一是需要制作精良的武器,火箭筒既要便于单兵携带,还要有一定的杀伤力;二是需要优秀的士兵来使用,必须经过专门的武器使用培训,持证上岗,减少失误,保证作战;三是需要配备单兵卫生急救装备,还要有一定的急救知识,供受伤时的急救使用。

3.防护要点　一是加强疾病的防护,减少疾病的发生,维护火箭手的身体健康;二是增加一定的营养,维持较好的体力,保证任务的完成;三是保养好武器,处于良好状态,防止出现意外。

八、迫击炮手

六零炮手通常是两人为一组,一人做装填员,一人做发射员,保证作战的顺利进行。作为步兵的重型武器,迫击炮是攻坚战中的利器,炮手当然十分重要。六零炮手的岗位防护要点如下。

1. 岗位特点　一是迫击炮手干的是技术活,也是体力活,因为这种沉重的重装备行军时也是靠人员随身携行,作战时却需要准确熟练的技术操作;二是操作迫击炮,对士兵体力的消耗非常大,需要强壮的体魄;三是机动性强,随时转换地点,需要有选择地形的技巧和办法。

2. 岗位需求　一是需要加强营养,提高伙食标准,保证消耗身体的需要;二是需要加强卫生防护的研究,减少训练伤,减少疾病的发生;三是需要改进武器装备,使武器使用起来更加方便、简便。

3. 防护要点　一是减轻炮身重量或给炮身配备合适的软包装,便于背负或携带,防止对身体造成伤害;二是加强炮手的卫生指导,科学施训,减少训练伤,提高训练效果;三是及时调整服装的配备,保证服装的舒适与耐用性;搞好饮食调剂,保证炮手营养的供给,维护战斗力。

第二节　装甲兵的医学防护措施

装甲兵是以履带式坦克车或装甲车、轮式装甲车为基本作战单元。主要有各型坦克、装甲运送车、轮式装甲车、步兵战车等。装甲车主要成员有车长、驾驶员、射击手、装填员等。人员所遭遇的环境都是一样的,但每个人的岗位特点又有所不同,防护措施也有一些差异。比如夏天的高温,某部队测试某年 7 月 12 日的装甲车驾驶室,外面 36℃,里面 51℃,方向盘烫手,人员汗流浃背。装甲兵的不同岗位防护要点如下。

一、车长

车长是战车的指挥者,接受上级的指令,引导战车沿着正确的方向前进。必须要保证完成预定的作战任务。

1. 岗位特点　一是严格制度,必须保证装甲车的完整、安全与不同路面的正常行驶;二是通信联络要通畅,指令要明确,语言要简短;三是出现不利情况时,要有坚强的意志、灵活的头脑、果断的处理办法,能起到全车的核心作用。

2. 岗位需求　一是装甲装备必须是合格的产品,还要做好日常的维修保养,维持在良好运转状态;二是需要在出厂时,对于车内的防噪声、防震动、防有害气体的措施完全落实到位,保证乘员的安全;三是需要提供高营养食品,提供良好的卫生急救设备和物资。

3. 防护要点　一是个人防护,要穿戴专门的装甲车乘员服,便于在车内活动,要设置战位急救包,供自救互救用;二是具体危害因素防护,有合适的防噪声耳塞、耳罩,防振动设备等,减少长期使用对人体的极大危害;三是整车防护,整车的安全防护甲板是出厂时就确定了防护等级的,但要注意存在的薄弱环节。在车内有害气体的防护上,要有确实的过滤设备或措施,保证乘员的生命安全。

二、驾驶员

装甲车驾驶员不同于汽车驾驶员,需要极大的力气才能开动或转弯,是极度消耗体力的工作。

1. 岗位特点　一是几十吨重的坦克、装甲车,是一个庞然大物,转动起来不是十分灵活,驾驶时非常吃力;二是驾驶舱位于装甲车的前方,是容易受到攻击的显著目标;三是驾驶员是坐在一个很大的弹簧上,车体剧烈颠簸时,驾驶员的头部经常撞在坚硬的车壁上,容易受伤。

2. **岗位需求**　一是需要不断改进装甲车的质量,增加车内成员的舒适性;二是驾驶系统要有动力辅助装置,减轻驾驶员的体力消耗,减少失误;三是改进密闭驾驶时驾驶员的潜望镜系统,减少死角的部位。

3. **防护要点**　一是同车长的三种防护技术;二是加强驾驶员的腰部保护,科学训练,减少疲劳驾驶,保护驾驶员的体力;三是加强营养和药物保健,增强驾驶员的体质。

三、射击手

射击手或炮手是发射炮弹的人员,在车内处于比较危险的境地,还要忍受发射炮弹带来的冲击波;如果是在车外的车载机枪,射击手更容易受到敌人攻击而受伤。

1. **岗位特点**　一是在狭小的范围内发射炮弹,受伤的机会多;二是作战时,舱内的空气质量比较差,长时间在舱内活动,影响健康;三是在运动中射击,需要良好的技术和耐力,对身体条件要求高。

2. **岗位需求**　一是需要对车内的设备进行改进,特别是发射装置,尽量减少对人员的伤害;二是需要佩戴一具防毒面具,防止次生的伤害;三是需要加强车内空气的净化,保证在作战时有害气体含量不超标。

3. **防护要点**　一是同车长的三种防护技术;二是增加射击手的个人防护装备,如新型作战服、防弹背心等;三是加强营养调理,增加士兵体质,减少失误,提升维护战斗力。

四、装填员

装填员与炮手遇到的情况类似,但由于需要来回搬动炮弹,消耗的体力更大,受到的伤害更多。

1. **岗位特点**　一是十几公斤重的炮弹,需要搬动,塞到炮膛内,要费很大的力气,属于重体力劳动;二是舱内的空气质量比较差,长时间在舱内活动,影响健康;三是在行进中装填炮弹,需要熟练的技巧和经验。

2. 岗位需求 一是改进炮弹的装填技术,最好是自动的装填装置,减少体力消耗;二是需要佩戴一具防毒面具,防止次生的伤害;三是需要加强车内空气的净化,保证在作战时有害气体含量不超标。

3. 防护要点 一是同车长的三种防护技术;二是研制专门的防护服装和手套,减少对人体的冲击、烧伤等;三是加强展位急救盒的装备,保证及时自救与互救,提供高能量的食物或药物,保持一定的体力。

第三节 炮兵的医学防护措施

在野外作战的炮兵,是以一门火炮为一个作战单元,需要几个作战人员的紧密配合,才能完成任务。每一次操作都是一次新的组合、新的考验,如果多门炮同时投入战斗,需要更精确的配合。炮兵的不同岗位防护要点如下。

一、炮长

炮长是一门炮的指挥员,是一个小集体的灵魂,需要经过专门的院校训练培训,有技术专长,在非常紧张的情况下,组织好发射,保证作战的顺利。

1. 岗位特点 一是责任重大,需要眼观六路、耳听八方,保证各个岗位的协同到位,保证发射成功;二是保证信息的畅通,及时接收上级的指令,传达到各个岗位;三是保证平时的维护,使火炮处于良好状态。

2. 岗位需求 一是需要加强对噪声的防护,减少职业性耳聋;二是需要配备专业作战服装,减少伤害的发生;三是加强战位急救设施建设,保证伤员的救治。

3.**防护要点**　一是配备专门的防噪声耳塞、耳罩,减少"爆震性耳聋"的发生;二是装备合适的防护服装、眼镜,减少受伤的概率;三是加强心理防护咨询,避免战时应急性损伤。

二、炮手

炮手是拉动引信的人员,在发射的瞬间起到关键作用。需要经过专门的培训,才能适应岗位的要求。

1.**岗位特点**　一是整个火炮的准确度,与发射的炮手关系极大,必须多次练习才能熟悉程序;二是身体条件要好,长时间站立,精神紧张,消耗体力;三是注意与其他岗位的配合,达到默契一致才能很好地完成任务。

2.**岗位需求**　一是需要加强对火炮发射时噪声的防护,减少职业性耳聋的发生;二是需要配备专业作战防护服装,减少对人体伤害的发生;三是加强战位急救设施建设,保证伤员的救治。

3.**防护要点**　一是配备专门的防噪声耳塞、耳罩,减少"爆震性耳聋"的发生概率;二是加强定期的身体体检,防治职业性残疾;三是强化营养,加强锻炼,提高耐力。

三、装填手

装填手是火炮上最累的岗位人员,需要非常强壮的体魄,才能胜任不断弯腰、多次传递炮弹的任务。

1.**岗位特点**　一是装填手是一个非常辛苦的岗位,每天要重复许多次的固定动作,还很枯燥、单调;二是体力消耗极大;三是简单的重复,对心理的影响比较大,缺乏成就感。

2.**岗位需求**　一是需要增加伙食费标准,保证装填手的饮食供应,保持良好的体力;二是研究自动装卸炮弹的装置,减轻体力劳动的负担;三是加强卫生防护研究,减少疾病和伤残的发生。

3.**防护要点**　一是装填手应该有专门的伙食标准,或增加营养,保证体力;二是加强防护手套和服装的配备,减少人为因素的伤害;三是配备专门的防噪声耳塞、耳罩,减少"爆震性耳聋"的发生。

四、瞄准手

瞄准手的岗位消耗体力相对少一些,主要是对视力的要求高,对注意力能否集中要求高。

1. 岗位特点 一是需要在几小时内精神高度集中,眼睛紧盯着一个目标,非常容易视觉疲劳;二是需要经过专门练习,熟悉捕捉的技巧,保证在短时间内抓住目标,为其他岗位提供信息;三是需要积极配合,保持整个火炮操作的一致性,为准确发射作技术准备。

2. 岗位需求 一是需要及时、定量补充复合维生素,保护眼睛的视力;二是需要改进瞄准仪,增加准确度,减少误差,提高瞄准的精确度;三是需要多次练习瞄准,定期进行心理咨询,防止急躁情绪影响瞄准的精确度。

3. 防护要点 一是定期服用复合维生素制剂,补充有关营养,保养好眼睛,保护视力;二是配备专门的防噪声耳塞、耳罩,减少"爆震性耳聋"的发生;三是根据人机工效学的原理,设计新的瞄准仪,提高瞄准人员的舒适性。

第四节 工程兵的医学防护措施

工程兵是以施工(打山洞、建筑)、使用地雷为主的兵种。常年转战在荒野、深山中,生活条件非常艰苦,危险因素比较多。工程兵的岗位众多,各自的防护要点如下。

一、工程师(高级工程师)

这是工程兵部队的重要人物,是技术上的权威,打山洞、建房屋、实施爆破、制造地雷,任何工程都离不开他们的精确计算与现场指导。因为工程涉及土木结构、地质情况,需要用科学的态度来对待,才能保证不出现意外情况。工程师的岗位防护要点如下。

1.**岗位特点**　一是流动性强,经常转换场地,需了解不同目标的实际地质情况,为预设的工程做准备;二是未知情况多,随时都会出现意外情况,需要对地质条件进行综合考虑,杜绝或减少施工事故的发生;三是接触易燃易爆物品,在研究和使用阶段都会发生意外,需要有预防机制。

2.**岗位需求**　一是需要经常加班加点,绘制图纸、研究施工,非常辛苦,身体必须健康;二是必须有良好的专业修养与素质,有一定的实践经验,有果断的决策能力,对复杂情况进行准确判断,对危急情况进行及时处置,对图纸与实地的情况必须十分熟悉,才能减少事故,减少成本,完成任务;三是需要冒着生命危险进行不同型号反步兵地雷的研究、试验、埋雷和排雷,需要有良好的防护技术。

3.**防护要点**　一是对重大工程,要有事故应急预案,做到及时处理;二是个体防护问题,包括防护装备和环境的改造,减少硅沉着病(矽肺)的发生率、减少意外;三是人员健康问题,要纳入总体考虑,诸如营养与饮食、卫生与防病,都要有措施。

二、技术员

技术员是工程兵部队现场施工的主要技术人员,每一个细节、每一个瑕疵都在他的监督之下,是工程质量的保护神。不论是施工还是监理,都要认真负责。技术员的岗位防护要点如下。

1.**岗位特点**　一是现场就是战场,只要施工,就必须在现场指导,保证质量,保证进度;二是施工的难度就是敌人,任何一个工程都是需要解决无数难题来实现工程目标,所以必须具备良好的心理素质;三是意外的发生就是考验,在山洞内作业各种危险随时都会出现,必须把生死置之度外。

2. 岗位需求　一是需要良好的个人保护措施,不论是防粉尘、防外伤,都需要质量较高的个人防护装备;二是需要整体的防护机制,在防止重大塌方事故方面,需要健全、有效的防护机制,一旦出现问题,就用得上、很管用;三是需要卫生技术的防护指导,山洞施工医学卫生标准是最权威的防护标准,需要认真贯彻执行,减少硅沉着病(矽肺)的发生。

3. 防护要点　一是完善的个体防护装备,如安全头盔、防护服、眼镜、施工鞋、手套、口罩或防尘面具等,保证人员的安全;二是环境的净化,要在制度和技术上保证人员的绝对安全,就要有一定的防护制度、防护措施,在突发情况下能及时处置;三是在卫生和生活上注意防护,增加营养,保护体力,维护健康,防止疾病,以应付艰苦的战场环境。

三、绘图员

绘图员是工程兵研究和施工单位的基本技术岗位。主要任务是绘制工程需要的各种图纸,随着科技进步,绘图技术也在突飞猛进,劳动强度在逐渐降低。绘图员的岗位防护要点如下。

1. 岗位特点　一是绘图员接触有毒有害物质,会对身体造成损害;二是需要扎实的理论基础,精确的岗位技能,熟练的绘图技巧,才能胜任工作;三是责任重大,任何一个标注符号都马虎不得,心理负担重,容易引起心理障碍。

2. 岗位需求　一是需要认真负责的工作态度,保证不出现差错;二是需要进行一定的防护措施,保证身体健康;三是需要掌握计算机自动绘图,可以随意修改,提高质量和效率。

3. 防护要点　一是加强有害物质的防护,设立相关的通风设施,保证空气质量符合要求;二是加强个人防护,工作一定时间要出去通风、透气,减少接触毒物时间;三是进行心理保健,及时给予心理辅导、咨询,减少不良心理的刺激。

四、施工员

施工员是工程兵最基本的施工人员,是最基本、最辛苦的岗位,主要是在坑道的掌子面进行掘进工作,劳动强度大,危险性高。施工员的岗位防护要点如下。

1. **岗位特点**　一是属于军队职业中重体力劳动的范畴,是典型的劳动密集型岗位,劳动强度非常大,体力消耗非常大;二是属于高危险的岗位,不论是环境的危险性,还是施工设备的危险性,都会对人体造成一定的伤害,个体劳动保护措施是最有效的防护措施,个体防护装备是必需的岗位装备,其质量的好坏直接关系到人员的安全;三是属于职业病的防护范围,由于长期接触粉尘,容易罹患硅沉着病,造成终身的残疾,需要完善的医学救助措施、卫生防护措施和高标准的饮食营养措施。

2. **岗位需求**　一是需要良好的防尘措施,在任何坑道内施工,预防粉尘工作是第一位的,除了良好的通风外,在潮湿空气中施工也是重要措施,需要控制坑道里的空气质量,保持在国家卫生标准的限度之内,维护人员的安全;二是需要高营养饮食,供应的热量要按照重体力劳动的有关标准来执行,保证官兵的体力素质以及良好的医疗保障,从防止疾病、防粉尘、防外伤,到劳动保护、急救,都需要有绝对的保障;三是需要不断增加一些机械化的掘进设备,尽可能地减轻岗位人员的劳动负担,增加坑道掘进的速度。

3. **防护要点**　一是配发全套的、高质量的个体防护装备,重点在防粉尘上下工夫,实施有效的个体防护,减少职业病的发病率;二是需要高标准的伙食供应,提高饮食灶的类别,保证身体营养的需要,维护人员的体力,保障战斗力;三是定期医学体检,及时发现问题,保证施工官兵的身体健康,减少伤残率。

五、空压机手

空气压缩机手是工程兵的主要岗位之一,是为洞内风钻输送空气的主要设备,劳动强度大,受到危害的程度也比较大。空气压缩机手的岗位防护要点如下。

1. 岗位特点　一是空压机手以野外作业为主,常年在恶劣的环境中看护机器,非常辛苦;二是空压机的振动与噪声特别大,对人体的危害比较严重,长期从事容易发生职业病;三是夜间空压机手为给身体取暖,经常睡在空压机排气孔的部位附近,会发生人员中毒死亡的悲剧。

2. 岗位需求　一是需要在改进新机型时,在设计上要尽量降低噪声的分贝,减少振动的频率,减轻对操作人员的伤害;二是需要给空压机手创造一定的工作、生活、休息的条件,保护身体健康;三是需要采取措施,预防空压机排出的有毒气体对人体造成的严重伤害。

3. 防护要点　一是严格卫生学预防措施,如防噪声耳罩、耳塞等,固定好机器,减少振动病和噪声性耳聋的发生率;二是可以在现场搭建塑料棚,减少环境对人员的危害,维护健康水平;三是定期体检,发现异常,要及时住院治疗,防止发生意外。

六、风钻手

风钻是打坑道时的主要装备,在掌子面上打眼、放炮,促进掘进的速度。风钻手要掌控一个庞大的风钻,需要很大的力气和具备一定的技巧。风钻手的岗位防护要点如下。

1. 岗位特点　一是多在山洞、坑道内的掌子面上作业,环境条件非常差,地面高低不平,头顶随时会塌方,空气污染严重,粉尘容易引起尘肺;二是风钻手是个力气活,需要一定的身高,需要强壮的体魄;三是噪声和振动直接危害风钻手的身体健康。

2. 岗位需求　一是需要在操作时采取合理的防护措施,减少空气中的粉尘;二是需要加强营养,保证风钻手的身体健康和一定的体力;三是需要对风钻进行改进,减轻振动和噪声,防止职业病。

3.防护要点　一是按照坑道操作卫生标准,用风钻坚持打"水眼",不能打"干眼",降低空气中的粉尘密度,还要穿防护服、戴防尘口罩,预防职业病;二是佩戴防噪声的耳罩,减少对听觉器官的损害,固定风钻,减少震动对人体的危害;三是增加伙食标准,保证营养供给,维护官兵健康。

七、安全员

安全员是工程兵施工中的一个重要工种。负责在现场察看坑道内是否存在险情,随时发出预定的信号,保证全体施工人员的及时、安全撤离。安全员的岗位防护要点如下。

1.岗位特点　一是需要安全员视力与听觉要好,安全员必须做到眼观六路、耳听八方,及时发现事故的前兆,减少伤亡;二是责任心要强,需要在掌子面、坑道内不停地来回走动观察,稍有疏忽就会酿成大祸;三是身体要好,能坚持在班,坚持观察,坚持分析不同险情的预兆。

2.岗位需求　一是需要为安全员配备必要的警示装备,如口哨、扩音器、信号旗等物品;二是需要制定合适的规章制度,保证全体人员都知道安全员的各种信号或身体语言代表着什么,能及时接受信号、及时反应;三是设立必要的管道,保证遇到危险时人员有足够的空气和水、食物的供应,延长生存期。

3.防护要点　一是要将安全生产防事故作为主要工作来抓,严格执行有关的标准和要求,杜绝事故;二是在施工的主要环节上,执行安全生产要求,如及时被覆、及时支撑、及时处理危险的物品,保证施工的进度;三是需要个人安全防护装备和急救装备,防护或救治噪声、粉尘、落石等的伤害。

八、机修工

机修工是施工中保障主要设备正常运转的关键人物。对于一些简单的机械故障进行维修(分为大修、中修、小修),减少往返生产工厂返修的时间,节约经费,提高工作效率。机修工的岗位防护要点如下。

1. 岗位特点　一是需要熟练掌握的各种技术比较齐全,如车工、钳工、铣工、翻砂工、焊工等,属于熟练工种;二是要与各种机械、油料打交道,容易受到伤害;三是从检查发现问题,到维修解决问题,需要的时间比较长,花费的精力比较多,对体力与耐力都是考验。

2. 岗位需求　一是需要经过培训,掌握全面的技术、技能,保证每次维修的成功;二是需要一定的有效的防护措施,保证生产安全,还要避免身体受到不必要的伤害;三是需要一个强壮的身体,才能在起吊设备的帮助下胜任维修大件的施工器械或装备。

3. 防护要点　一是必须穿着耐磨、耐酸碱、耐高温的工作服或防护服、防护眼镜、口罩,强化对身体的保护作用;二是掌握一定的急救知识,储备一定的急救医疗设备或敷料,在紧急情况下使用;三是注意加强营养,保证身体健康,保持一定的体力,应对作战的需要。

九、电工

电工是最基本的技术岗位,任何施工的工作都离不开电工的帮助。由于电是主要的施工动力,电工也就成为关键岗位,随时都要准备出动,解决电力供应的问题。电工的岗位防护要点如下。

1. 岗位特点　一是电工是高危险性岗位,因为发生触电、失火、爆炸的机会很多;二是必须注重个体防护,绝缘服、防静电服、防击穿服等都是必备的物品,操作时还必须有其他保护措施;三是应急事物多,不论是火电、水电、油电、风电,还是光电,都会发生随时断电、故障的可能,需要电工及时应急维修。

2. 岗位需求　一是需要完善的设备防护措施,在建造电力设施时,就需要做到安全第一,防雷爆、防电击,提高产品质量;二是需要安全的操作规程,完备的规章制度是保证电工操作的规范和标准,也是安全用电的保障;三是需要有效的个体防护措施,以保证人身安全。

3.**防护要点**   一是场所的用电安全防护,在任何用电的地方,都要注意仔细检查,保证用电安全;二是设备的用电安全防护,每一种电力设备,都要有明确的防护要求,防止使用中人身触电或设备发生危险;三是个体的安全防护,电工必须装备齐全的电击防护装备,做到有效防护、确保安全。

十、瓦工

瓦工也叫泥工,是工程兵建筑部队的骨干力量,其主要任务是被覆坑道、建筑部分军用房屋。是最有技术含量的工种之一。瓦工的岗位防护要点如下。

1.**岗位特点**   一是看似工作简单,实际操作中技术含量很高,必须经过师傅的严格传授才能入行,所以瓦工业属于大工匠的行列;二是在野外作业多,要经受风吹、雨淋、日晒身体和意志的考验,还要克服高空作业的恐惧心理,才能上岗工作;三是质量问题是核心内容,虽然是一块砖头一把泥的积累与堆砌,体现的却是建筑的整体质量是否合格。

2.**岗位需求**   一是需要基本的劳动保护手段,如升降梯、脚手架、防护网等,保证瓦工的工作进展;二是需要有效的个体防护物品,如安全帽、工作服、手套、安全绳等,保证瓦工的安全;三是需要定期体检,出现疾病就难以参加高空的作业,还要注意增加营养,保持身体健康。

3.**防护要点**   一是制定严格的高空、高强度、高难度工作的实施规则,减少意外情况的出现;二是保证有关安全设施的完善、有效,不留死角、不留隐患;三是加强对人员的筛选,不论是在个人技术层面,还是在身体健康层面,都要严格执行有关标准,促进工作的完成。

十一、木工

木工也是工程兵建筑业里的一个主要岗位,经常与瓦工一起工作,但是工作的难度更大一些。木工的岗位防护要点如下。

1.岗位特点　一是木工是一个纯粹的技术活,小到一个模具,大至一座楼房,都需要精心设计画出图纸,然后精雕细刻,最后才能成为实物;二是匠人需要专门的师傅传徒弟式的严格训练,才能进入木工的行列,属于大工匠的行列;三是真正的体力活,例如锯开木头这样的简单活,就需要有很好的体力、耐力和恒心,否则就难以胜任木工的工作。

2.岗位需求　一是需要有制作精良的各类木工工具,干起活来才能得心应手,制造的木器才是精品;二是需要师傅真传,反复锻炼,认真思索,才能成为一个合格的木匠,"长木匠,短铁匠"描述的就是技巧问题;三是需要良好的饮食、强壮的身体,才能胜任繁重的劳动。

3.防护要点　一是防疲劳,要使用灵巧的专业工具,减轻劳动强度,注意休息不要过度劳累;二是防伤害,各种工具都会对身体造成一定伤害,需要处处小心,仔细使用,才能保证安全;三是防疾病,木工走南闯北,干完一处工程又赶到下一个工程,一直在转场,容易疲劳,需要认真预防,做到不生病或少生病。

十二、管道工

管道工是工程兵的一个普通岗位。因为现代建筑业需要的管道越来越多,管道工的重要性也显得更加突出。管道工的岗位防护要点如下。

1.岗位特点　一是管道是建筑的功能网络之一,管道工就是保持管道网络通畅的岗位;二是管道种类众多,需要一定的技术水平才能识别管道的功能,从事管道修理工作;三是管道工属于重体力劳动,不论是搬运,还是操作,对身体的要求都非常高。

2. 岗位需求　一是需要掌握全面的管道设置与修理的专业知识,要经过严格的培训,取得合格证后上岗;二是需要专门的防护技术,因为不同的管道内有不同的物质,有些如化工类、污物类的管道对人体是有害的,必须有科学的防护措施;三是需要个体的防护装备,防治操作中的误伤。

3. 防护要点　一是制定严格的操作规章制度,一切工作都要按照规则和标准来进行,减少失误、减少误伤,保证安全;二是各类管道修理工具要不断创新,保证使用时得心应手,减轻劳动强度;三是注意营养和卫生,保持身体健康,保持良好的体力。

十三、轨道工

工程兵在打坑道时,要设置一些钢铁轨道,使用罐车把废弃的石料、土方运到洞外。“轨道工”就是负责铺设、管理轨道的岗位。“轨道工”的岗位防护要点如下。

1. 岗位特点　一是环境恶劣,条件较差,有限的资源难以保证有良好的防护技术;二是铺设、管理路轨的劳动强度大,属于重体力劳动,对身体条件的要求比较高;三是个体防护是一个难题,因为在有限的空间内,多个工种在一起劳动,互相干扰,造成防护不能完全到位,对身体有损害。

2. 岗位需求　一是需要不断增加先进的机械设备,以减轻“轨道工”的劳动强度,提高劳动效率;二是需要增加伙食中的营养,维护健康,保证在重体力劳动时的能量需要;三是强化个体防护,防护器材的舒适性、防护性和耐用性都要得到质量保障,才能实现有效防护。

3. 防护要点　一是严格遵守轨道操作的制度与标准,保证安全生产;二是经常维修已经铺设的铁轨,及时发现隐患,果断处理,把事故消灭在萌芽状态;三是注意个体防护,安全帽、防护服、防护眼镜、防尘口罩、防刺鞋等,一定要齐全、到位,确保人员的安全。

十四、罐车工

罐车是普通施工装备,"罐车工"是工程兵中专门利用制式罐车运送山洞里的废渣石的岗位。劳动强度非常大,工作任务非常重,危险性也特别高。"罐车工"的岗位防护要点如下。

1. 岗位特点　一是纯粹的手工劳动,两人推着几吨重的铁罐车,行进在几千米的隧道内,非常辛苦,体力消耗极大;二是装满碎渣的罐车,随时都会出现故障,影响施工,还会意外掉下陡峭的山坡,有时候还要伤人;三是对"罐车工"的体力要求很高,身体不强壮就难以胜任。

2. 岗位需求　一是需要提高新罐车的整体质量,尽量减轻人力的负担,提高工作效率;二是需要加强轮班制,合理安排劳力,减少个体的劳动时间,防止过度疲劳的发生;三是需要科学合理的劳保制度,提供必要的营养和卫生条件,减少疾病的发生,减少职业残疾的发生。

3. 防护要点　一是加强个体防护,从职业教育到劳动保护用品,都要系统进行落实,保障有关人员的利益;二是对轨道和罐车系统进行必要的改进,提高动力系统的灵活性,减轻劳动负担;三是按照相关标准,切实加强卫生预防工作,维护人员健康,加强急救措施,减少伤残率。

十五、铲车工

铲车属于工程兵的重型装备,而"铲车工"是一个技术岗位,需要在不同的作业场所进行装车、开挖、运送重物的操作。"铲车工"的岗位防护要点如下。

1. 岗位特点　一是需要良好的专业素质,专业技能和熟练的驾驶技术,才能胜任工作;二是野外作业为主,工作时间比较长,劳动强度比较大,需要较好的体力与耐力;三是工作的危险性比较高,特别是在险要地段的操作失误会危及机械及人的生命安全。

2.岗位需求　一是需要配备性能良好的铲车,提高工作效率,保证各项操作的顺利进行;二是需要良好的个体防护装备,防止操作中的危险因素,保证人员的生命安全;三是需要良好的医疗卫生保障和饮食保障,维护人员的身体健康,维护战时的战斗力。

3.防护要点　一是生产厂家出厂的机械装备,要保证使用者的安全,避免发生人身意外;二是个体防护装备要及时到位、配备齐全,如防护头盔、防护服、防护眼镜等;三是医疗卫生防疫防护措施要到位,做好防病工作,注意防暑、防寒工作,保护人员的健康。

十六、伪装工

伪装是掩护军事行动的一种有效方式,常在城市、机场、重大工程中使用。伪装人员主要是利用自然条件对目标进行合理的装饰,使目标在敌人侦查人员的视野里消失。伪装工的岗位防护要点如下。

1.岗位特点　一是必须使用多种科学手段、多种伪装技巧、多种作假工具,才能做出以假乱真的假货;二是伪装所采用的施工材料,绝大多数都是廉价的物资,也是易燃易爆物品,对人体有一定的危害,注意使用安全;三是技术人员要经过严格的培训才能上岗,否则会弄巧成拙,弄假成假,反而容易暴露伪装的目标。

2.岗位需求　一是需要综合技术人才,伪装涉及许多的具体行业的技巧,关键是模型制造行业的人才,才能够做出逼真的伪装模型;二是需要专门的制作工厂,只有批量生产才能满足实际中大量模型的需要;三是需要医疗技术的参与,对人员的健康提供保障,在紧急情况下能及时救助。

3.防护要点　一是加强对有毒有害材料的分门别类的严格管理,杜绝或减少对工作人员的伤害;二是加强伪装现场的环境治理和保护,确保伪装后的模型也要实现环保,事后及时清理;三是加强个体防护,在进行伪装作业时,一定要遵守相关的卫生标准,穿着防护服装,服用必要的预防药物,减少伤害。

第五节　通信兵的医学防护措施

通信历来是军队指挥和行动的神经系统,通信兵则是保证通信联络畅通的重要岗位,已经形成了从基层连队到总部的全军庞大的通信网络系统。通信兵的不同岗位防护要点如下。

一、站长

通信站站长,是分管一个部门的军事通信工作的岗位,管理有关的通信联络设施,负有保持军事信息通畅的重要责任。站长的岗位防护要点如下。

1.岗位特点　一是统筹安排自己分管范围内的所有通信设备和人员,要做到合理分工,科学安排,信息最大可能地覆盖有关区域;二是保持通信设备始终处于良好状态,不同的通信方式要互相补充,不留死角;三是对通信人员进行专业技术培训,做到熟悉本职工作,保持联络通畅。

2.岗位需求　一是需要配备各种性能良好的通信设备,满足不同作战条件下的正确使用;二是需要编配素质较好的工作人员,以解决在复杂条件、紧急情况下的军事通信问题;三是需要有一定的防护措施,如防电磁、防噪声的设施,保证通信工作人员的安全。

3.防护要点　一是通信机房要有良好的电磁屏蔽设施,如防微波、防电磁场的设备,尽量减少对人员的损害;二是个人的防护措施要完善,对于长期处于磁场的人员要穿防护服,避免对人体的慢性损伤,尤其是对生殖系统的损伤;三是要提高营养标准,增加卫生设施,强调卫生防护。

二、网络兵

计算机网络是一个新技术。网络兵是属于最新组建使用网络的兵种。是信息战争的产物,是一个以收集、传输、利用军事信息为特点的高技术岗位,正在承担着越来越重要的作战任务。网络兵的岗位防护要点如下。

1. 岗位特点　一是固定或移动的计算机网络技术是网络兵的法宝,快速更新的计算机软件是战胜敌人的利器;二是技术高超的网络技术人才,是完成网络作战的关键人物;三是长期从事网络、计算机工作,会使人逐渐成瘾,形成典型的网络病——网瘾,损害身体健康。

2. 岗位需求　一是需要性能良好、运算速度快的大型计算机网络,需要巨大容量的存储设备,保证海量信息的流通、运转;二是需要掌握最先进计算机技术的网络人才,连续不断地维护网络的运转,保证军事信息的合理使用;三是需要防护电磁损伤、网络成瘾的医学技术参与和治疗。

3. 防护要点　一是要合理使用网络技术,减少个人在网上的连续活动时间,防止网络专家患“网瘾病”;二是加强对电磁设备的屏蔽保护,一方面延长网络设备的使用寿命,另一方面减少对人员的损伤;三是加强网络人员的健康维护,加强营养,加强锻炼,增强体质,保持良好的精神状态,为完成作战任务打下扎实的身体基础。

三、接线兵

接线是有线通信的基本方式,接线兵是保持固定电话通畅的基本岗位。需要保证岗位上的连续工作状态,还要有良好的职业素质才能胜任。接线兵的岗位防护要点如下。

1. 岗位特点　一是一个体力活,需要长时间坐在机房,耳、口、手、脑并用,为客户接转电话,非常辛苦;二是一个熟练工种,需要一定的经验和熟练程度,比如背诵客户的电话号码就是一个硬功夫;三是接线兵长年生活在充满微波的机房内,对身体有严重的损害,特别是人体的生殖器官对微波更敏感,更容易受到损伤。

2. 岗位需求 一是需要安静舒适的环境,也需要便于操作快速的桌面接转设计,涉及人机工效学的基本原理;二是需要完善的室内屏蔽设备,防止信息的互相干扰,防止微波对人体的直接损害;三是需要合理的工作制度,保证接线兵有充足的休息和睡眠时间,保证身体健康。

3. 防护要点 一是从大型通信设备到个体防护装备,对微波的防护都要设置完善,保证工作人员的安全性;二是改进接线操作台的设计,要符合劳动工效学的原理,减少人员的扭头、转身以及手部的活动范围,减少疲劳的程度;三是增强伙食营养,做好卫生防病工作,增强体质,保证体力。

四、外线维修兵

维修是通信部队必不可少的环节,外线维修兵就是完成维护通信线路的岗位,常年战斗在野外,对体力和耐力都是严峻的考验。外线维修兵的岗位防护要点如下。

1. 岗位特点 一是全部为野外作业,在战场上要冒着敌人炮火的危险进行线路维护,是危险性比较高的岗位;二是在维护线路时,要爬到电线杆的顶部进行操作,熟练的上杆技术也是技能之一,对体能的要求比较高;三是如何在保护自己的情况下接通线路,需要良好的电工技术和维修技巧。

2. 岗位需求 一是需要高营养,锻炼身体,维持强壮的体魄、灵活的技巧,以防止过多的体力消耗,保持长时间的作业能力;二是需要反复练习,熟悉操作技能,减少在空中作业的时间,减少工作中的意外伤害;三是需要卫生设备、药品器材等,配备适当的急救器材和辅料。

3.防护要点　一是各种操作要按照标准规程进行,特别是在空中的作业更要注意防护,以免摔伤、碰伤;二是注意野外的防寒、防晒工作,要穿着防护服、戴安全帽、用绝缘设备进行带电作业;三是每个人都要进行医学急救技术的训练,学会自救互救,在单独执行任务时就可以应付自如。

五、报务员

报务员是部队的眼睛和神经,要经过专门的训练才能够胜任。特别是在战争条件下,要冒着生命危险进行紧急通信联络,危险性高。报务员的岗位防护要点如下。

1.岗位特点　一是连队编配的报务员,是跟随连首长的主要人员,负责与上级的联络,保持实时沟通,随着战况而调整部署,体力消耗非常大;二是机关的报务员,主要负责明码与密码电报的传输,保证各种信息的有效衔接,为战争胜利奠定基础;三是报务员的技术含量比较高,需要经过专门院校的培训,才能上岗。

2.岗位需求　一是需要扎实的理论和丰富的经验,保证在复杂环境中的及时沟通,保证上级的指挥到位,下面的情况及时上报;二是需要制作精良的报话机,在一定的范围内进行清晰的对话,避免各种干扰;三是需要加强个体防护,减少疾病或受伤的困扰。

3.防护要点　一是作战时,个人的防护装备要齐全到位,减少战斗减员的情况,保证战斗力;二是配备高性能的通信设备,减少报务员的大声喊话概率,使用一些润喉药,始终保持良好的嗓音,保证通话质量;三是增加营养,注意卫生,加强防病措施,保持身体健康。

六、密码(译电)员

密码员是涉及部队核心机密的人员,报务员接受的密码电报只有经过密码员的翻译才能知道正确的内容。密码员的岗位防护要点如下。

1. **岗位特点** 一是密码员是掌握军队核心机密的岗位,首先是有强烈的保密意识,终生保护所知道的秘密;二是密码员与上级通常都是单线联系,保持秘密的单一渠道,保证密码的安全性;三是密码员长年处于高度的紧张状态,容易产生失眠、神经衰弱、神经过敏等疾病,对身体损害较大。

2. **岗位需求** 一是需要安静、保密的环境,保持一个适合密码员生活、工作的安全条件;二是需要有专门的人员编制更新的密码,保证密码的先进性,避免受到敌人的破译而泄密;三是需要对密码员定期进行身体检查,特别是心理方面的检查,防止出现心理障碍。

3. **防护要点** 一是在一定的环境内,进行严格的保密管理,从制度、设备到人员的保密教育、废物处理,都要细致、明确,赏罚分明,杜绝泄密事件;二是对密码员的身体条件,进行严格的生理、心理筛选,意志不坚定者、心理不稳定者,不能从业;三是解决密码员的后顾之忧,提高各种待遇,改善生活条件,维护身体健康。

第六节　汽车兵的医学防护措施

汽车兵是军队人数众多的一个兵种,有队长、教练员、驾驶员和维修员四个基本岗位。汽车兵担负着全军繁重的运输任务,使军队处于正常的运转状态。汽车兵的不同岗位防护要点如下。

一、队长

车队的队(连、营、团)长是汽车兵的领导或指挥员,负有贯彻上级有关要求的责任,负有保证全体驾驶员安全驾驶的重任,承担有调配辖内运输力量的义务。汽车队长的岗位防护要点如下。

1. **岗位特点** 一是通常是单独在外执行运输任务,人员和物资的安全是第一位的责任,需要有严格的制度和措施来保障;二是驾驶员队伍是良莠不齐的技术团队,要因人而异、因材施教,特别是发扬团队精神,互相帮助,互相支持,才能较好地完成任务;三是工作繁重、人员劳累,要注意伙食、营养、卫生与救援工作,保护人员的健康。

2.岗位需求　一是需要状态良好的新型车辆,保证运输任务的完成;二是需要高水平的驾驶员和有效的防护措施,保证在复杂路段的果断驾驶、在危险路段的谨慎驾驶、在遥远路途的连续驾驶;三是需要实施连续保障的兵站、加油站,保证路途的安全和顺利。

3.防护要点　一是加强个人防护,对于不同的路途,准备相应的防护措施,如防寒、防暑、防雨、防滑、防塌方、防受伤等措施;二是强化车辆保养工作,不要带病上路,保证出车顺利,缩短在路途上的时间;三是保障所有人的良好睡眠,避免疲劳驾驶,更要防止各种职业病(如胃病、腰腿痛病等)的发生。

二、教练员

教练员是保证驾驶员队伍后继有人的关键岗位,因为集驾驶车辆的自豪感和严格训练的要求于一身,所以,历来受到驾驶员的敬畏。教练员的岗位防护要点如下。

1.岗位特点　一是为了行车安全,在车上需要不断地重复一些警示、提示性话语,给人婆婆妈妈的感觉;二是看着不熟练的人驾驶汽车,遇到危险恨不得自己来驾驶,职责又要求不能这样做,受到欲罢不能的折磨,非常疲劳;三是教练员的职业病就是路途急躁症、失声症等,损害健康。

2.岗位需求　一是需要接受能力强的新驾驶员,减少教育的难处,但是一些接受能力差的人还是要学车,只能忍耐;二是需要一般的、破旧的车辆做教练车,不会在出事故后有很强的自责心理;三是需要良好的饮食与医疗条件,保证在艰难的教练工作后得到美味佳肴,消除疲劳,在出现疾病时得到及时治疗。

3.防护要点　一是教练员通常都坐在旧车的副驾驶的位置上,遇到紧急情况容易受伤,要注意保护;二是教练员的嗓音受到长时间、大声的喊叫,容易失声,要多饮水,加一些药物如胖大海等润喉;三是注意心理保护,长时间的教与学的紧张生活,容易出现失眠、神经衰弱、烦躁等症状,医务人员及时给予心理疏导,维护教练员的身体健康。

三、驾驶员

汽车驾驶员是军队驾驶员队伍中人数最多的职业或岗位,遍及全军的各个单位,涉及各种军用车辆,是一个非常重要的岗位。汽车驾驶员的岗位防护要点如下。

1.岗位特点　一是汽车运输是军队后勤的物资生命线,始终在军队的各个营房间流动,在前方与后方间穿梭;二是汽车的不安全因素很多,容易发生各种交通事故,伤及驾驶员;三是汽车驾驶员需要长时间坐姿,长距离运输,饮食无规律,容易伤害身体,引起疾病。

2.岗位需求　一是汽车是灵活的机械装置,故障率高,驾驶员需要经过严格的培训,取得合格证件后才能够上岗;二是在实际的驾驶过程中,需要驾驶员灵活处理各种情况才能保证行驶的安全,所以对驾驶员的反应能力要求非常高;三是需要不断改进汽车的性能与型号,才能适应各种作业或作战的需要。

3.防护要点　一是及时提供标准制式的新型车辆,最好有温控装置,保证作战或作业的不同需要;二是要针对驾驶员长时间驾驶容易疲劳出事故、生活不规律容易发生胃病的特点,提供良好的医学保护措施,及时供应热饭菜,保证充足的睡眠,规定好严格的作息时间,严格控制最长驾驶时间,穿着合适的驾驶员服装,保证一定的舒适性,或者增加一些防瞌睡的驾驶员警示装置;三是坚持持证上岗的原则,提高驾驶员的技术素质、身体素质与心理素质,确保驾驶安全。

四、维修工

汽车是机械设备,随时都会发生因材料、装配或行驶而产生的一系列问题,需要进行必要的修理(小修、中修)或返回原制造厂修理(大修)。维修工的岗位防护要点如下。

1.岗位特点　一是工作非常艰苦,没有固定时间,不管车辆坏在哪里、什么时候损坏,都要赶到现场进行修理;二是经常与有毒有害物质打交道,身体容易受到伤害,就是与钢铁零件接触,也常会发生磕碰的事故而受伤;三是维修是一项技术性非常强的岗位,必须有精通专业的人员来担任,保证维修的质量。

2.岗位需求　一是需要良好的维修工具与平台,需要相关车辆的零配件,保证维修的顺利进行;二是需要有效的劳动保护措施,防护头盔、防护眼镜、手套、防护鞋等,保证操作的安全;三是需要不断的更新知识,了解新车辆、新车种,为维修打下坚实的基础。

3.防护要点　一是遵守各项维修安全操作规程,避免人身伤害事件,如防止轮胎的爆胎事故等;二是个体防护装备要配齐,预防意外情况的发生,如车床铁屑的飞溅入眼等;三是建立良好的医学急救措施,强调自救互救,减少伤残情况,还要注意防病工作,维护健康。

第七节　舟桥兵的医学防护措施

舟桥兵是陆军的一个兵种,主要是在江河上临时架设浮桥,保证大部队在短时间内通过,奔赴前线投入战斗。舟桥兵的不同岗位防护要点如下。

一、舟勤兵

舟勤兵是管护舟桥的岗位,要保护组成舟桥的舟,平时合理养护、使用时保证质量,确保舟桥的安全。舟勤兵的岗位防护要点如下。

1. 岗位特点　一是桥舟是一种特殊的船,不用时需要在陆地上进行系统维护,需要专人管理;二是运输是由水陆两用汽车运载,在岸边卸载后于水中进行组装成舟桥;三是在水面的使用中,还要不断进行维护、维修,保证一定的使用年限和使用质量。

2. 岗位需求　一是需要经过专门培训的技术兵,维护宝贵的桥舟,保证使用质量;二是需要在使用中,加强对舟桥的保护,防止损坏,特别是在水中组合桥梁时的汽艇拉动,需要谨慎驾驶,小心合拢;三是需要加强人员的防护,减少落水、溺水、受伤等。

3. 防护要点　一是严格遵守各种规定,进行各种组合舟桥的操作要十分谨慎,个体防护装备要齐全,救生衣、防护服都要穿戴整齐,预防事故,减少或避免对人员的意外伤害;二是加强对溺水、伤病等的急救教育,强化舟桥兵水上作业的卫生保障,减少伤残;三是加强伙食营养,保障身体健康。

二、警戒兵

警戒兵是在舟桥使用中守护舟桥的岗位。因为舟桥是架设在水面的浮桥,随时受到水流和风速的影响,还受到过往车辆的损害,所以需要专门的看护人员。警戒兵的岗位防护要点如下。

1. 岗位特点　一是因为始终要在水上进行各种操作,危险性比较大,警戒兵要有很好的水性;二是观察舟桥的安全是一个技术岗位,对舟桥的位置移动,对各种舟桥和水流的参数要了如指掌,能随时处理紧急情况;三是在一个脑力劳动与体力劳动相结合的岗位上,对体力的消耗非常大,需要强化伙食供应。

2. 岗位需求　一是需要经过培训、技术全面的人员,能够发现问题；二是需要有发生各种事故的处理预案，保证及时解决问题，保证舟桥的安全；三是需要固定桥面的设施要符合人机功效学的原理，减少失误，便于在短时间内操作成功。

3.防护要点　一是加强个人防护，特别是对落水后的急救设备，如防水衣、救生衣、救生圈等，要准备充足，保证使用；二是要有一定的医学急救药品与辅料，保证人员的自救互救使用；三是加强营养，增强体质，保持战斗力。

三、汽艇驾驶员

汽艇驾驶员是舟桥兵的主要岗位之一，要在规定的时间内负责将一个个单独的"桥舟"组合成平整的桥面。汽艇驾驶员的岗位防护要点如下。

1.岗位特点　一是水上作业的难度很大，因为水中的风浪经常变化，船体不好控制，消耗的体力比较大；二是舟桥合拢的精确度要求非常高，在水上拖拽桥舟，必须谨慎行动、准确到位，多次训练才能实现一次合拢；三是人员的健康状况受到许多因素的影响，必须加强防护措施。

2.岗位需求　一是需要经过专业培训、理论扎实、技术全面的汽艇驾驶员，完成难度很高的舟桥组合工作；二是需要制作精良、马力大的新型汽艇，保证紧急建桥任务的顺利完成；三是需要组建系统、全面的卫生防护体系与技术，维护人员的健康水平。

3.防护要点　一是加强个体防护，配备必要的救生圈、救生衣等，减少发生事故的概率；二是需要完善的卫生防疫防护技术，既要防病(晕船)，也要防伤(各类外伤)，维护艇员健康；三是建立健全有关的规章制度，保证每一项操作都有据可依，按章行事，避免意外。

四、流动哨

流动哨主要是对在舟桥上行驶的车辆进行科学疏导，保证良

★ 各 论

好的行车秩序,防止车辆拥堵和桥上行驶的车辆过多而压垮舟桥。流动哨的岗位防护要点如下。

1. 岗位特点　一是长时间野外站立作业,消耗体力很大,对身体伤害比较严重,如发生下肢静脉曲张、低血糖等;二是在没有任何保护的杂乱现场进行交通指挥,随时都有生命危险,必须加强防范;三是酷暑、严寒季节,对哨兵的健康影响也很大,需要加强防护。

2. 岗位需求　一是需要有效的医学防护措施,保证人员在任何情况下都得到有效的医学保护;二是需要增加营养,改善伙食,满足身体巨大消耗的需要,维护战斗力;三是需要根据人体生物钟制定合理的制度,科学调度人员,防止过度疲劳,影响健康。

3. 防护要点　一是流动哨要着制式服装,或加防护服、防护头盔等,防止在寒冷或炎热的天气情况下发生冻伤、虚脱等疾病;二是加强卫生监督,从饮食到个人卫生都要符合消毒的要求,减少传染病的发病;三是利用饮食来调整营养,加强营养素摄入,保证人员的旺盛体力。

第八节　防化兵的医学防护措施

化学损伤已经成为现代社会的常见伤害,防化兵是对付化学战剂或化工伤害的主要兵种,基本岗位有侦察员、实验员、洗消员等。

一、侦察员

化学战剂的侦察人员,都是经过高等院校专业培训的防化专家,对各种化学战剂了如指掌,对侦察工作非常熟悉。侦察员的岗位防护要点如下。

1. 岗位特点　一是高危险性岗位,在化学战剂的沾染现场,稍微疏忽都会发生中毒,甚至导致死亡;二是高防护性岗位,进入

— 128 —

现场必须穿戴全套的化学防护服、防毒面具、呼吸器,采用最高级别的医学防护措施;三是高机动性岗位,由于需要尽快侦查清除现场化学战剂的具体情况,所以,要采用快进快出的方式,进行机动性侦查,尽量减少在污染区的停留时间。

2. 岗位需求　一是需要最高级别的化学防护,要采用某一阶段最先进的防护措施,达到最佳保护状态;二是需要最大程度的机动行动,在划定大概的污染范围后,要机动进入核心区域进行快速侦查,以精确划定受污染的区域和可能的污染区,进行隔离;三是需要最严密的医学监护,化学武器的危害性非常大,需要随时追踪,进行检测,以便采取正确的防护技术。

3. 防护要点　一是进入污染区,一定要穿戴有效的个体防护装备,保证人员的绝对安全,避免次生灾害;二是要加快采样(空气、土壤、水、动物、植物)的速度,快速检验,确定是否有化学战剂及其种类,尽量缩短在核心区的停留时间;三是准备紧急处理,从隔离区出来的人员、车辆等,都要进行严格的洗消。

二、实验员

实验员通常在污染区的外面专门的检测车上或实验室内,进行大量样本的检测,做出确定性的判断,为首长决策提供有价值的科学参数。实验员的岗位防护要点如下。

1. 岗位特点　一是也属于高危险性岗位,因为所有的样本都被视作是污染样本,需要严格的隔离措施;二是需要制定样本的监测策略,加快检测的速度,为行政机构提供可靠依据;三是必须加强个人的防护,任何一个操作都须遵守防护规定,防止次生的污染。

2. 岗位需求　一是需要配发质量高、舒适性好、相互配套的防护装置,将人员的安全放在第一位;二是需要标准的实验条件和试剂,保证检测结果的可靠性;三是现场要具备急救的医疗条件,一旦发生化学战剂的污染,能够得到快速救护,保证试验者的生命安全。

3.防护要点　一是建立标准的化学战剂实验室,每一个环节都要设立完善的防护装置,保证人员和化学战剂的安全;二是运送的标本,要设置严格的防护装置,防止途中的遗失、泄露、损坏等现象;三是试验人员进行操作,必须遵守防护标准的要求,做好自身的防护,保证标本的安全。

三、洗消员

洗消员是在现场的核心污染区外面,对出来的车辆、人员、物资进行严格冲洗、消毒的岗位,也属于高度污染区,需要加强有效防护。洗消员的岗位防护要点如下。

1.岗位特点　一是属于临时划定的高污染区,对人体有高度危险性,需要提高警惕,加强防护,防止被污染;二是主要的"洗消武器"就是水枪、水龙头,必须彻底清洗、严格消毒,才能让人员、物资离开现场;三是经过洗消的水,还会污染环境和土壤,必须进行严格的处理再排放。

2.岗位需求　一是需要大量的清洁水,保证部队大量的及时洗消,以免影响作战的进度;二是需要有针对性的化学中和剂,对重点的受污染对象进行严格消毒,不留任何后患;三是需要有专业知识、有处理紧急事件能力的专业技术人才,确保洗消的任务顺利完成。

3.防护要点　一是建立严格的洗消规章制度,任何人必须严格遵守,保证人员的安全;二是洗消的人员必须对洗消的结果有明确的判断标准,达不到洗消的要求,不能放走人和车;三是洗消的人员要着防护服或防护面具。首先保证自己的安全;其次要遵守规定,保证洗消效果。

第九节　卫生兵的医学防护措施

卫生人员历来与战争有密切的关系,就是说战争时刻伴随着伤亡,所以离不开医学的参与,否则就会有更多的伤残与死亡。卫生兵的不同岗位防护要点如下。

一、卫生员

卫生员是士兵中的卫生人员,也就是有卫生知识的士兵。经过半年时间的培训,卫生员掌握了止血、包扎、固定、搬运等急救技术,在火线上救护受伤的士兵。卫生员的岗位防护要点如下。

1.岗位特点　一是生活在基层,与连队战士朝夕相处,便于了解人群中的患病情况;二是经过专业培训,掌握了一定的专业知识,虽然医疗条件有限,但是直接为官兵服务;三是参与随行医疗保障,在战争的第一线,还要冒着敌人的炮火抢救伤员,危险性比较大。

2.岗位需求　一是需要总部配发制式的新型医疗设备和药品,便于随行及时保障任务;二是需要经过专门的医疗救护培训,掌握最需要的急救技术,减少战场的伤死率;三是需要熟练掌握主要军事技能,保证火线抢救的成功。

3.防护要点　一是配备可穿戴式的卫生员背囊,可以腾出双手救护伤员,还可以就地进行急救,提高工作效率;二是加强个体防护,穿防弹衣、戴钢盔,减少不必要的伤亡,保障医疗与士兵同在;三是加强全体士兵的防病知识、急救技术的日常教育,提倡自救互救,减少因伤减员的比率。

二、卫生士官

卫生士官是经过卫生士官学校培训的士官,有比较扎实的理论,有一定的临床经验,是师以下基层医疗单位的技术骨干。卫生士官的岗位防护要点如下。

1.岗位特点　一是技术全面的卫生士官,是连队官兵的生命守护神,在条件艰苦的环境服役年限比较长,需要有扎根基层的决心,安心为官兵服务;二是随时都要准备出诊,奔赴现场抢救伤病员,尽到自己的责任;三是要比普通士兵付出更多的时间和精力,去完成自己的医疗任务,确保官兵安全。

2.岗位需求 一是需要扎实的医学理论与经验,只有良好的服务态度是不行的,能够处理紧急病情才是真功夫;二是需要有品种齐全、质量保证的医疗装备,确保完成本级医疗救治任务;三是需要有献身事业的精神,在岗位上尽职尽责,维护官兵的健康。

3.防护要点 一是注意保护自己的安全,避免不必要的牺牲,否则连队近百人的身体健康就会受到疾病或伤痛的威胁;二是平时要按规定履行自己的职责,向官兵提供最优质的医疗服务,维护健康,战时连队才能有很强的战斗力;三是加强体育锻炼,增强体质,保证在战场上能够冲锋陷阵,抢救更多的伤病员。

三、军医

军医的不同职务有:助理军医、军医、主治军医、副主任军医和主任军医。是卫勤保障的骨干力量,担负着神圣的使命。军医的岗位防护要点如下。

1.岗位特点 一是救死扶伤的高尚职业,全心全意为患者服务受到全社会的尊敬,受到官兵的爱戴;二是责任重大的风险行业,军医承担着减轻患者痛苦、挽救患者生命的重要使命,也是一种"一脚在医院、一脚在法院"的高风险岗位;三是承担太多社会责任的岗位,党和政府的关怀要通过军医传达到患者,还要负责向患者讲解卫生防病知识,提高人群的卫生水平。

2.岗位需求 一是需要广大官兵的理解和支持,互相帮助,给军医一个能够自由发展的环境空间,;二是需要严格的法律规定、社会制度,保证军医行医过程中的人身安全;三是需要创造条件和机会,使军医在医疗技术上得到深造和提高,更好地为官兵服务。

3.防护要点 一是严格按规章制度办事,做到行医有理有据,在法律上能够保护自己;二是不断提高自己的业务水平,改善医患关系,为社会稳定作贡献;三是加强体育锻炼,增强体质,适应作战的需要,并加强个体防护,更好地为广大官兵服务。

四、护师

护师的职务有护士、护师、主管护师、副主任护师和主任护师,是卫勤保障中的主要力量,承担着繁重的日常护理任务。护师的岗位防护要点如下。

1. **岗位特点**　一是体力劳动和脑力劳动相结合的脏、累、苦的岗位,每天活动量非常大,比较辛苦;二是直接与患者接触,有时会受到患者或家属的指责,很容易发生医疗纠纷,影响情绪;三是护理是一项技术性强的普通工作,每一项操作都需要理论结合实践,非常精确地完成。

2. **岗位需求**　一是需要患者的理解,因为生活护理是非常琐碎的事情,还容易被挑毛病;二是需要上级的支持,人在工作中难免会发生失误,需要领导理解护士所处的环境以及解决问题的难度;三是需要有机会到院校深造,学习更多地护理技术,更好地为患者服务。

3. **防护要点**　一是要加强执行消毒隔离制度,防止传染病的意外传播和院内感染的发生,保证自身的安全;二是严格执行医疗护理技术操作常规,防止或杜绝护理差错、事故的发生;三是做好个体防护,强化身体素质,保证在战时能够跟得上、救得下。

五、技师

临床医学技师的不同职务有:技术员、主管技师、副主任技师、主任技师。是卫勤保障的主要力量,是临床医学的侦察兵。技师的岗位防护要点如下。

1. **岗位特点**　一是临床上的侦察兵,并不直接接触患者,服务的对象是各种样本与标本,检验结果是一种参考数据;二是容易受到污染的岗位,大量的标本中隐含着各种危险因素,随时都会受到感染,产生疾病;三是有时候检测的结果,直接影响到患者的安危,如紧急的冷冻病理切片,就需要较高的技术水平来作诊断,保证临床治疗的针对性。

2. 岗位需求　一是需要加强个体防护措施,防止标本中的致病菌对人体的伤害;二是需要有机会不断提高自己的业务水平,做到对检查项目熟练操作、准确判断、合理解释,为患者服务;三是需要精良的检测设备,增加检验项目、提高检验质量,为患者服务。

3. 防护要点　一是注重个体安全,严格执行污染标本的处理原则,执行消毒隔离规定,减少二次污染的机会;二是注重试剂安全,对易燃易爆的试剂,要有专人管理、专项制度、控制使用,确保安全;三是对污染标本的侵害有足够的敏感性,一旦发生,能及时采取有针对性的防治措施。

六、药师

临床药师的不同职务有药师、主管药师、副主任药师、主任药师。是卫勤保障中的重点力量。在战场上的伤员救治中有着举足轻重的作用。药师的岗位防护要点如下。

1. 岗位特点　一是与箱囊瓶罐打交道,整天搬东西,工作很辛苦;二是对麻醉药品管理要不断进行检查,防止不良事件发生;三是保持头脑清醒,坚持查对制度,避免发错药品。

2. 岗位需求　一是需要有强壮的体魄,灵活的头脑,及时处理紧急事件;二是需要按照需求,保障药品供应,提供用药指导,保证患者的救治;三是需要做好战材基数的估计,准备充分,保证战争中卫勤保障的实际需要。

3. 防护要点　一是加强严格的个人防护,防止生病或外伤,保持战斗力;二是对麻醉药品管理要不断进行检查,防止不良事件发生。三是,保持头脑清醒,坚持查对制度,避免发错药品。

七、麻醉师

麻醉师是临床手术的技术人员之一，负责对患者的术前麻醉，帮助军医实施各种大手术。麻醉师的岗位防护要点如下。

1. 岗位特点　一是职业危险性高，麻醉过程中非常容易出现患者麻醉过量的问题，正确使用麻醉药和呼吸兴奋药是保证麻醉成功的主要因素；二是急诊时，麻醉插管是对患者进行急救的关键步骤，需要熟练掌握；三是需要长时间站立操作，术中坚守岗位，严防麻醉及手术意外。

2. 岗位需求　一是需要掌握熟练技术的麻醉人员，正确实施各种麻醉；二是需要质量保证的麻醉药、制作精良的呼吸机，保证患者的安全；三是须要进行麻醉安全防护的教育，避免麻醉失误。

3. 防护要点　一是严格操作程序，正确使用麻醉机，保证麻醉的成功率；二是严格查对制度，麻醉标志清晰，防止出现误差；三是加强防范意识，减轻心理压力，锻炼身体，保持健康。

第十节　军需兵的医学防护措施

军需兵是供应军人服装和营养的岗位，属于主要的后勤岗位，涉及每个军人。军需兵的不同岗位防护要点如下。

一、司务长

司务长是连队的后勤主管，上级对士兵的关怀通过这个岗位来传达，涉及连队战士每个人的利益，是影响连队稳定和战斗力的主要因素之一。司务长的岗位防护要点如下。

1. 岗位特点　一是需要统筹连队的后勤经费，做到精打细算，合理支出，收支平衡；二是需要根据任务的不同，不断改善连队的伙食，增加士兵的营养，保障士兵的体力和战斗力；三是科学管理连队的粮食和蔬菜，防止霉变或腐烂，防止食物中毒。

2.**岗位需求** 一是需要一些机动的代步工具,因为到处奔波,广泛交往,采购物资,为连队开源节流,非常辛苦;二是需要简化后勤财务和物资供应手续,让上级的关心尽早体现在官兵身上;三是需要加强体育锻炼,增强自己的体质,更好地为连队服务。

3.**防护要点** 一是司务长野外工作比较多,需要加强自己防寒、防暑的工作,保证身体健康,更好地服务连队;二是科学储存食物和蔬菜,保持新鲜和卫生,杜绝连队的食物中毒,保证每个人营养的充足,维护战斗力;三是针对每个士兵的具体情况,保证军装的合体、舒适以及劳保用品的供应。

二、炊事员

炊事员是连队的厨师,饭菜质量的好坏直接关系到每一个人的情绪,关系到士兵的体力和战斗力。拿破仑说过:"士兵是靠胃来行军的",充分说明伙食的重要性。炊事员的岗位防护要点如下。

1.**岗位特点** 一是能为全连官兵做饭的岗位是很大的荣耀,能为部队保护战斗力出力是一种责任;二是工作中多是直接接触高温的火焰、烫人的热气和油烟,对身体易造成伤害;三是炊事员是技术岗位,需要经过专门的训练才能胜任。

2.**岗位需求** 一是需要配备整套的炊事设备和制式炊事装备,减轻炊事员的劳动负担;二是增加伙食标准的额度,增加士兵的营养,保证身体发育的需要;三是需要针对不同民族的饮食特点和要求,供应有民族特色的食品,有利于民族士兵之间的团结,增强战斗力。

3.**防护要点** 一是穿戴防热、防油的工作服,减少工作时的意外伤害;二是注意合理调配作业时间,既要保证按时供应饭菜,也要注意自身的休息,防止过度疲劳伤害身体;三是注意饮食卫生,做饭时生熟分开,注意冷藏,防止食物变质,防止食物中毒,尽好自己的职责。

三、被服员

在团以上机关,就有了专门的服装管理人员,也称被服员、军需助理员等,主要任务就是为所辖部队提供制式的军装及配套服装、被服等军用物资,满足部队平时、训练、礼仪或作战的不同需要,被服员的岗位防护要点如下。

1.岗位特点　一是必须经过专门的训练,了解军队服装的规格、型号和搭配,才能胜任岗位要求;二是注意了解不同人员的特殊要求,尽量个性化处理所需服装,做到人人满意为止;三是加强仓库的管理,保证被服的安全存放,及时发放,争取少库存。

2.岗位需求　一是需要经过专门训练的人才,熟练掌握军用被服的种类和搭配,熟悉被服管理的程序;二是需要建立被服保管的专门库房,专人管理,专人发放,减少浪费、减少误差;三是需要针对不同作战样式的要求,及时调剂各类防护服装,保护士兵的战斗力。

3.防护要点　一是加强仓库的制度和人员管理,防火防盗,保证人员和被服的安全;二是了解仓库使用的各种防鼠剂、防虫剂,防止误服误用,一旦发生过敏反应,能有针对性的预防和救治措施;三是普及枪伤、刀伤、钝器伤及火灾的救护知识,有突发事件发生时能正确的开展自救和互救。

第十一节　财务兵的医学防护措施

财务兵是管理军队日常财物、经费来往的岗位,有出纳、会计、助理员、主任等基本岗位,在复杂的数据中需要清醒的头脑,在利益的诱惑下需要原则的约束。财务兵的不同岗位防护要点如下。

一、出纳员

出纳员是直接接触现金的财务人员,接受首长的批示和会计的管理。主要是记录每天的流水账。出纳员的岗位防护要点如下。

1.岗位特点 一是责任重大,每一笔来往账目都要清楚、明确;二是要严格执行国家、军队有关财务工作的具体规定,不得有任何迁就和疏忽;三是工作辛苦,加班加点,费神劳力,且直接接触带病菌钱币的机会多,需要注意保护身体健康。

2.岗位需求 一是需要有安全的办公条件,如保险柜、防盗装置等,保证现金的安全;二是需要专门的业务培训,由责任心强、熟悉财务工作的专业人员担任出纳员;三是需要严密的财物监督制度,保证经费的正常流动。

3.防护要点 一是办公场所的安全设施、现金保管和解送的措施要到位,防止盗枪恶性事件的发生,保证人员、现金的绝对安全;二是认真执行财务制度,不断提高自身素质,做好工作计划是提高工作效率,减轻心理压力最有效的方法;三是养成良好卫生习惯,配备消毒洗手液,防止带菌钱币传播传染病。

二、会计

会计是单位财务的主管,主要起到如何使用经费的参谋作用,起到领导使用经费时的智囊作用。会计的岗位防护要点如下。

1.岗位特点 一是单位的所有来往经费,都要经过财务会计来使用、流动,责任重大;二是要按照国家法规,进行财务来往,保证财务数据的准确性和可靠性,心理压力大;三是需长期伏案工作,面对大量数据,加班加点,单调枯燥,容易患上颈椎、肩周、腰肌疾病等,需注意防护。

2.岗位需求 一是需要对每一笔要使用的经费,必须按照领导集体讨论的意见办事,按照财务原则办事,做到账目清楚、收支平衡;二是增强道德和法律意识,不断提高业务水平和技能,提高自身职业素质;三是需要经常监督、考察会计的工作情况,防止出现漏洞,损失经费。

3. **防护要点**　一是严格执行各种规章制度,完善财务使用程序,保证一切经费来往都符合规定。设立必要的安全设置,保证人员和经费安全;二是淡薄金钱观念、注意自我减压,保持健康向上的良好心态;三是建立良好的工作环境,调整好作息时间,劳逸结合,休息和伏案工作间隙注意适当运动,防止颈椎、肩周、腰肌疾病的发生。

三、助理员

财务助理员是分管所属单位财务的总管,在几个单位之间要能够做到经费的统筹安排,保证经费的合理使用。助理员的岗位防护要点如下。

1. **岗位特点**　一是经费数量庞大,需要精确打算,分类管理,做到专款专用;二是必须保证重大项目特别是作战项目的经费保障,经费要用在点子上,保证经济效益;三是由于经常的关注财务而神经紧张、加班加点,容易发生心理障碍,甚至抑郁症。

2. **岗位需求**　一是需要经过专门的财务专业培训,有扎实的理论和一定的实践经验,才能胜任本职;二是需要经常参与对重大经费投入的研究、论证,充分了解投入的实际情况,做到心中有数;三是需要心理疏导,减少不必要的心理压力和负担,减轻对身体的伤害。

3. **防护要点**　一是严格按照财务规定办事,做到公开、公正,切实履行自己的职责;二是来往账目要清晰,各种手续要齐全,收入与支出符合财务要求;三是具体的办公室防范、现金防范、网络防范都要有预案和措施。对身体的健康也要给予关注。

四、主任

各级设立的"财务结算中心",都是分管一定区域内的众多单位经费的集中结算的岗位,其主任是一名跨单位的财务主管,主要是负责监督各个具体单位对财务的使用情况,保证经费的安全流通。财务结算中心主任的岗位防护要点如下。

1. 岗位特点 一是财务来往密度较高,账目设立比较复杂,标准经费与专项经费数量都比较大,管理难度大;二是在年初预算与年底结算之间,有一定的时间差,需要调整好不同经费的用途;三是一切账目来往,都要按照财务政策要求的程序进行,不得疏忽和省略。

2. 岗位需求 一是需要高层次的财务人才,要求理论与实践都有较高的造诣,能够指导各单位的财务管理;二是需要严格的财务政策,以制度管理人,以程序管理钱,以警示管理心;三是需要加强卫生健康教育,保持强壮的体魄,适应责任重大的岗位和繁重的任务。

3. 防护要点 一是设立专门的房屋,加强对金钱、账册的管理,设立预警装置,保证安全;二是在野外作业、作战,资金流动时,要有专门的人从事现金的管理,保证经费的供应;三是采取必要的保护措施,保证财会人员的人身安全,防止出现意外情况。

第十二节 边防兵的医学防护措施

边防部队,是一支人数众多的队伍,守卫在漫长的国境线上,被称为"国门守门人"。有诗曰:"边防线上值勤者,哨卡上面观敌情,静态动态收眼底,祖国称职看门人"。边防兵的不同岗位防护要点如下。

一、哨兵

边防部队的哨兵是祖国的眼睛,警惕地守卫在国境线上,关注着祖国的安危。哨兵的岗位防护要点如下。

1. **岗位特点**　一是有固定的哨位,对于敌我双方来说这个哨位是明确的,人员是熟悉的;二是长年累月战斗、生活在边境线上,经历酷暑寒冬,生活条件非常差;三是恶劣的环境条件,对身体的伤害比较大。

2. **岗位需求**　一是需要建筑质量好、有冷气供应的哨卡,有利于部队长期驻守;二是需要经过专门训练、有一定军事素质的边防兵;三是需要加强营养,增强士兵体质,加强卫生防护,维护健康状况。

3. **防护要点**　一是建立完善的边防设施,如工事、哨卡、障碍、道路等,保证哨位安全;二是按照国家的规定,建立科学的监督制度和军事行动方案,维护边防的安全;三是加强个人防护,在服装上、饮食上、卫生上,都要有完善的供应标准和应急机制。

二、巡逻兵

巡逻兵是边防部队的主要岗位,承担着在边境线上巡逻的重任。有徒步、骑马、骑骆驼、骑摩托车、骑电爬犁、驾雪橇等多种方式,非常辛苦与危险。巡逻兵的岗位防护要点如下。

1. **岗位特点**　一是长年在外巡逻,恶劣的自然环境对身体的损害比较大,属于艰苦岗位;二是在两国边界线附近活动,受到两国不法分子伤害的概率比较大,属于危险岗位;三是守卫边防是真枪实弹的战斗任务,必须有很高的军政素质和自我防护能力。

2. **岗位需求**　一是需要装备精良的巡逻工具,便于遭遇紧急情况能够快速机动;二是需要经常的训练,熟悉地形,熟悉边界的实际情况,出现问题能够做到心中有数;三是需要很好的岗位防护装备,主要是个体防护装备,保证在巡逻过程中的人员安全。

3.防护要点 一是主要是个体防护装备的齐全、状态良好，符合作战的一般要求，如头盔、防弹与防寒服装、武器、望远镜、太阳镜、急救药品等；二是使用巡逻工具的安全，不管是何种类型工具，主要是质量保证、性能良好，使用方便；三是加强卫生防疫工作，在广大的自然疫源地，疾病随时会找上身来，必须解决饮用水的问题、吃饭问题，尽量减少疾病的发生。

三、骑兵

骑兵作为机动性最强的部队，担任战备值班、抢险救灾、反恐、应对突发事件等任务。骑兵的岗位防护要点如下。

1.岗位特点 一是每天在马上的时间比较多，时间久了会出现腿部的畸形，变成罗圈腿，需要及时矫正；二是马本来就属于牲畜，不会完全听从人的话，训练有素的马匹也会出现失控的现象，所以在马背上发生摔伤、骨折、生命危险，是常有的事；三是经过刻苦的训练，才会出现人马合一，才能相互配合，产生战斗力。

2.岗位需求 一是需要种属纯净的优良军马，这是骑兵的主要装备，是保证战斗胜利的重要因素；二是需要训练有素的军人驯马高手，保证难以驯服的烈马也可以被驯服，提高战斗力；三是需要有良好的医疗条件，出现伤病能得到及时救护，减少伤残率。

3.防护要点 一是首先要创造良好条件，保证军马的健康，才能使部队战斗力维护在一定的水平，一旦出现失误，就会丧失战斗力；二是加强军人的医学防疫防护，因为人与马之间有人畜共患病的问题需要防护，而且草原上自然界的自然疫源性疾病种较多，传染比较快，病死率比较高；三是保护环境，注意清洁卫生，注意营养，维护健康。

四、会晤人员

边界上一般都设有固定的会晤站，供两军的军官会晤使用。会晤站的建设一般都比较像样，设备比较齐全，中校以上的军官可以代表国家做会晤主官。会晤人员的岗位防护要点如下。

1. 岗位特点　一是会晤是正式场合,需要穿军装及军衔,需要经过事先约定的联络途径与沟通信号表达意愿,保证会晤的成功;二是两军会晤代表的是双方的国家,需要各自事先请示上级,获得批准才能进行,保证会晤的合法性;三是会晤要目的明确、方法得当、措词准确,保证会晤的效果。

2. 岗位需求　一是会晤军官需要有良好的军政素质、娴熟的外交技巧,最好有专门的翻译陪同,提高会晤的成功率;二是会晤人员要对自己管辖的防务区域非常熟悉,对发生的问题要有多种处理预案,以免节外生枝;三是需要良好的身体素质,因为谈判是一个苦差事,时间难以保证,经常是加班加点,有时候连续作战,需要强壮的体魄。

3. 防护要点　一是加强保密,不论是在我方会晤,还是到对方国内会晤,都是一次严肃的外交活动,需要严格的保密,才能保证人员的安全;二是加强防护,主要是武装警卫的防护,这是保证会晤成功的一个重要因素,不可忽略;三是谈判中加强卫生防护,不论是饮水,还是就餐,都要遵守一定的程序和办法,保证双方人员的生命安全。

五、边防船艇部队

边防的船艇部队是一支独特的作战部队,主要在边界上的界河、界湖、界海上进行巡逻,保证国家边境地区的安全与稳定。船艇部队的岗位防护要点如下。

1. 岗位特点　一是以一艘船艇为独立的作战单位,有 2～4 人组成一个战斗小组,日夜坚守在船艇上;二是定时进行水中的巡逻任务,双方巡逻艇见面要鸣笛示意,表示尊敬;三是长期生活在船艇上,条件简陋,生活艰苦单调,也非常危险。

2. 岗位需求　一是需要质量保证、机动灵活的巡逻船艇,保证巡逻的成功;二是需要有良好的军事、政治素质,有不怕苦累的献身精神,做好长期作战的准备;三是需要船艇部队有良好的技术水平,保证独立情况下完成作战任务。

3.防护要点　一是保证船艇和武器的绝对安全,因为这是作战的主要装备,是人员赖以生存的基本生活保障;二是加强个体防护,要着防护服、钢盔、防弹衣,戴急救包等,达到保存自己、消灭敌人的目的;三是保护环境,因为官兵要长期生活在这片水域,环境好坏直接影响到身体健康,必须维护环境的安全。

第十三节　陆军航空兵的医学防护措施

陆军航空兵是陆军中一个新兴的兵种,具有灵活机动的特点,可以在多种地形和气象条件下作战的优势,是快速发展的一支部队。陆军航空兵的不同岗位防护要点如下。

一、直升机飞行员

武装直升机飞行员,是现代陆军作战序列中的主要战斗人员,正在受到越来越多的重视,成为各国军队重点发展的兵种岗位。直升机飞行员的岗位防护要点如下。

1.岗位特点　一是通常都是低空飞行,周围的地形、气候、环境对飞行安全的影响比较大,容易出现失误;二是在作战中,多是远程打击,需要精确制导、火力强的先进武器,保障战斗的顺利;三是危险性比较大,目标明显,声音较大,容易受到敌人的火力攻击,造成对人员的伤害。

2.岗位需求　一是需要高素质的飞行员,因为飞行与作战需要兼顾,对人员的要求就比较高,必须经过专门的院校培养,取得合格证书;二是需要来自指挥部的准确作战信息,保证执行任务的顺利;三是需要飞行员对不同情况的反应灵活,做到准确、及时、果断,保证作战的胜利。

3.防护要点　一是必须有性能良好、装备齐全的直升机,保证全天候的飞行与起降、作战与隐蔽;二是配备完善的个体防护装备,保证在天上的作战需要、迫降后的地面作战与生存,维护飞行员的安全;三是直升机与个体的卫生防护防疫,保证飞行员的健康与健壮。

二、领航员

直升机领航员,指挥低空飞行比高空飞行要复杂得多,需要非常熟悉所要经过的地形、地貌,能果断处理特殊情况。领航员的岗位防护要点如下。

1. 岗位特点　一是作战时直升机始终处于动态的变化中,保证飞行安全是领航员第一位的任务;二是必须非常熟悉自己的业务工作,能够处理遭遇的紧急事件,减少损失;三是注意营养,保持健康的体魄,保存战斗力。

2. 岗位需求　一是需要经过专门的技术培训,熟悉作战意图、了解战区的地形,保证完成任务;二是需要完善的导航系统,及时与地面指挥部进行沟通,随时取得必要的支持和提醒,为顺利完成任务奠定基础;三是需要加强个体防护,保持良好的精神状态和体力,保证完成作战任务。

3. 防护要点　一是加强个体防护,装备完善的飞行人员服装,配备遇险生存的急救包,保证一定的生存时间;二是注意加强营养,高空作业体力消耗大,需要高营养的补充,保持体力;三是注意加强卫生防护,空中紫外线照射强,身体容易受到伤害,要有必要的防护措施。

三、机械师

机械师是直升机的养护者,不论在地面还是空中,对于飞行安全负有直接责任。机械师的岗位防护要点如下。

1. 岗位特点　一是责任大,对于自己的每一个维修操作,都要做到万无一失,才能保证安全;二是安全意识要强,必须认真细致,才能确保直升机处于良好状态,保证作战任务的顺利完成;三是技术要熟练,在短时间内排除故障,因为在紧急情况下,时间就是生命、时间就是胜利。

2.岗位需求 一是需要经过专门的直升机维护培训,取得合格证才能上岗执行任务,需要很强的责任心,认真地对待每一个细小的机械故障,做到准确判断、及时解决,不留后患;二是需要必需的制式维修工具和必要的零配件,保证在紧急情况下的使用;三是需要健康的体魄,保证任务的完成。

3.防护要点 一是加强个体防护,在机械维修中经常会遇到意外情况,造成人身伤害,需要防护;二是定期检查身体,加强营养,保持身体健康,维护良好的战斗力;三是长期的超负荷工作,会引起精神紧张,导致失眠和神经衰弱,要注意工作节奏。

四、地勤人员

直升机的地勤人员,构成比较复杂,是多种岗位组成的一类职业,如信号兵负责传递信号、加油兵负责给飞机加油、医师负责飞行人员的健康和氧气、工程师负责机械保障等。地勤人员的岗位防护要点如下。

1.岗位特点 一是岗位种类多,除完成本职工作外,还需要精确度很高的相互衔接,保证做到滴水不漏;二是责任大,需要各个岗位各司其职、各负其责,保证落实到位;三是劳动强度大,需要反复练习操作的每一个动作,直到非常熟练为止,保证在最短的时间内能完成飞行保障任务。

2.岗位需求 一是需要熟练的岗位人员,每一个关键岗位上的人员,都须经过专门的培训,持证上岗;二是需要配备良好的保障装备,保证操作的科学性、准确性、有效性,便于形成科学的习惯;三是需要完善的规章制度,规定好操作的程序和要点,做到有条不紊,防止出现忙乱的现象。

3.防护要点 一是每个人都要注意自己的个体防护问题,因为工种的不同,遇到的危险因素也不一样,如加油者要注意防火与烧伤、维护者要注意防止外伤、航空军医判断氧气质量的优劣,就是一种典型的技术活;二是注意工作环境的整洁问题,严格执行制度,防止出现意外情况;三是注意加强营养,保持身体健康,防病治病,保证各项地勤工作的顺利完成。

第十四节 海防兵的医学防护措施

海防兵是隶属于陆军中的特殊兵种之一,驻守在大陆沿海的一些海岛上,拒敌于国门之外,保证海边防的安全,并不出海作战。海防兵的不同岗位防护要点如下。

一、岛礁哨兵

岛礁哨兵是海防部队的主力军,常年生活、战斗在海岛上,生活非常艰苦,精神常年处于紧张状态,对身体影响比较大。岛礁哨兵的岗位防护要点如下。

1. **岗位特点** 一是条件艰苦,海岛人烟稀少,物质匮乏,如淡水缺乏就是一个突出问题,世界各国都没有得到很好解决;二是工作辛苦,每天的站岗、放哨、巡逻,都要经受烈日酷暑、狂风寒潮的洗礼与考验,对身体的伤害非常大;三是海岛上生活枯燥,信息缺乏、娱乐设施极少,活动场地受限,人的思维和活动都受到严重影响。

2. **岗位需求** 一是需要改善岛礁上的战场条件,便于在遇到紧急情况时能够及时应对,保证安全,为战斗胜利奠定基础;二是需要增加一定的娱乐设施,让官兵的业余生活丰富起来,减少孤独感和抑郁情绪,保持健康的心理;三是需要改善卫生环境,维护身体健康,维护战斗力。

3. **防护要点** 一是对于作战、生活使用的固定设施,要建设完善,保证平时的应用;二是巡逻装备要配套,在海岛上的野外巡逻,需要配有专门的军事装备、防护器材,切实保证官兵的人身安全;三是卫生防疫防护措施要到位,海岛闷热、潮湿、盐雾大、风浪多,除了日常防晒、防风、防溺水的卫生要求,还要注意良好的卫勤保障措施,保证伤病员得到及时救助。

二、海防船艇兵

这里的海防船艇兵,不同于海军的舰艇部队,也不同于陆地边防的作战船艇部队,是海防部队专门的保障船艇,主要是负责对所属部队或保障区的食品、物资供应。船艇兵的岗位防护要点如下。

1. 岗位特点　一是常年生活在海上,经受风吹雨淋、海浪袭击、寒暑考验,对身体伤害严重;二是机动性比较高,生活没有规律,对人体的生物钟影响比较大,容易出现失眠、烦躁等心理疾病;三是海上的伤害因素多,风雨雷电、外伤溺水,遭受危险的概率大。

2. 岗位需求　一是需要良好的船艇,在不同的海域,需要有适宜的船艇,保证执行任务的顺利;二是需要一定的防护措施,在海上航行,防止人员不幸落水是重要的保证,增加营养是保持体力的保证,还有一些作战的保护措施;三是需要良好的卫生保障,从饮食到疾病都要考虑到。

3. 防护要点　一是在船艇的战位上设置一定的防护条件,如防撞装置、战位盒等,保证官兵作战任务的执行与落实;二是海上航行的防护措施,需要执行严格的规章制度来保证航行的安全;三是卫生防护。特别是防食物中毒、防晒、防受伤、防疾病的具体措施,保证官兵的身体健康。

三、海岛通信兵

由于远离大陆,海岛上信号很弱,海防部队的通信兵,需要配备专门的通信装备,保证信息沟通,保证作战联络的畅通、有效。

通信兵的岗位防护要点如下。

1.**岗位特点**　一是通信设备就是自己的武器,维护设备的良好状态,需要付出更多的心血和汗水;二是由于编制人员少,常年执行枯燥的通信任务,对心理有一些负面的影响,容易产生孤独感、厌烦情绪,影响工作效率;三是设备一旦出现故障,不仅对自己,而且对整个岛礁上的人员都有心理刺激,需要克服。

2.**岗位需求**　一是需要经过专门院校培养的专业人才,保证作战通信任务的执行和落实;二是需要配置性能较好的新型通信器材,保证内外联络的畅通;三是需要完善的卫生设施,保证人员日常生活、工作的安全。

3.**防护要点**　一是加强工作场所电磁泄露的防护,诸如金属屏障、物理隔离、药物防护、接触时间控制等措施,避免电磁波对人体的伤害;二是强化个体防护措施,穿防护服、完善操作规程,最大限度减少对人体的伤害;三是强化卫生防护措施,严格执行相关的卫生防护标准与措施,减少损害,保护健康。

第十五节　山地兵的医学防护措施

针对山岳丛林地带的特点,许多国家的军队设置了专门的山地兵,还研究配备了专门的山地作战装备,负责在这些地区进行作战。山地兵的不同岗位防护要点如下。

1.**岗位特点**　一是在山区,适合小部队行动,以野外活动为主,攀爬与隐蔽是主要的作战技能,消耗体力大;二是受到的伤害因素多,不仅是作战,还有野兽、毒蛇、蚊虫、气候潮湿、传染病多,非战斗减员多;三是信号受限,通信不畅,单独行动时特别需要娴熟的野外生存技能。

2.**岗位需求**　一是山地丛林作战,需要良好的山地作战装备,如单兵的装备要轻巧,卫生担架要带托兜,防止滑落;二是山区活动体力消耗大,需要健壮的体魄方能适应,需要增加营养来实现;三是需要完善的卫生防护措施。

3.防护要点 一是注重个体防护,要配备合适的山地作战服装、装备及附加装置,增加机动性,减轻单兵负荷;二是在山地的作战中,因为搬运困难,受伤后的自救互救很重要,必须重点培训自救互救技术;三是加强卫生防疫工作,最基本的是防蚊虫叮咬(疟疾)、防毒蛇、防过敏、防"自然疫源性疾病"、防外伤、防热带病等。

第十六节 维和兵的医学防护措施

维和部队是联合国的重要组成部分,为缓解局部冲突而设,分布在世界各地,目前以陆军维和为主,空军为辅,海军正在随着海盗的猖獗而逐步增加介入。维和兵的不同岗位防护要点如下。

一、维和指挥员

参加维和的部队,不论规模大小,都有一名主管,指挥所属部队的作战与施工、维护稳定等工作,肩负着完成作战任务、保护人员安全的重任。指挥员的岗位防护要点如下。

1.岗位特点 一是生存难度大,一支分队在陌生的国家执行作战任务,独立作战,独立保障,任何事物都需要自己想办法解决,增加了生存的难度;二是开展工作难度大,不熟悉地形,不熟悉当地的语言,难以准确沟通,往往发生误会,给作战和交往增加了不确定因素;三是危险性大,维和所在的国家或地区一般都是有冲突的地带,对立的双方很容易发生交火,影响维和人员的生命安全。

2.岗位需求 一是需要很高的军政素质,指挥员是分队的最高指挥官,军事素质、政治素质、业务素质都要适合国外作战的要求;二是需要很好的外语水平,除了联合国使用的英语外,最好是熟悉当地的语言,便于沟通与交往;三是需要完善的作战、保障装备,从国内出发,就要配备好完善的装备,以在整个任务期内不需要再次补充为标准。

3.防护要点　一是配发齐全的作战、作业和个体防护装备,保证在国外执行任务的基本需要;二是注意卫生,做好预防疾病的工作,防止食物中毒,特别是重大传染病的预防问题,减少患病(如脑型疟疾、艾滋病等)的机会,减少非战斗减员;三是注意安全,严格执行规章制度,加强武器的保管,控制人员的外出,防止意外。

二、维和士兵

维和士兵是维和部队最基本的作战单元,面临的危险最大,装备的优劣直接关系到战斗力,身体素质的好坏直接影响到能否执行任务。作战士兵的岗位防护要点如下。

1.岗位特点　一是在国外陌生的环境中生存,危险性高,自我保护意识要强,保证自己的安全;二是学会必要的沟通技术、沟通语言,便于在作战或与当地人员交往时应用,保证任务的完成;三是特别需要战友间的相互帮助、支持,能起到心理的调节作用。

2.岗位需求　一是需要良好的外语水平,英语是最基本的语言,保证与友军的沟通、交往,如果熟悉当地语言则是完成任务的一道护身符;二是需要娴熟的军事素质,准确地执行任务,出色地完成勤务;三是急救装备要齐全,个人急救包是最重要的单兵装备。

3.防护要点　一是单兵作战装备、防护装备和生活装备要到位,保证士兵的基本作战需要;二是熟悉作战区的基本情况,从社会情况、冲突双方的情况、地形地貌、后勤供应,到联络方式、联络暗号等;三是士兵要有一定的自救互救技术,这是作战能力的重要组成部分,是减少伤亡的重要措施之一。

三、维和驾驶员

维和部队的驾驶员,在野外的活动时间长,面临的危险性也比较高。驾驶员的岗位防护要点如下。

1. 岗位特点 一是在国外独立执行作战任务,需要个体良好的军政素质,信念坚定,心理稳定,行动果断;二是在陌生的环境中,遇到危险是不可避免的,要学会处理紧急事件,要有一定的应对预案,保证车辆、物资的安全;三是联合国对于如何处置此类事件都有规定,要严格执行,保证自身的安全。

2. 岗位需求 一是需要设计精良的车辆和娴熟的驾驶技巧,驾驶员必须经过严格的培训,持证上岗;二是需要一定的武器装备,只要在战区,后勤人员也要配备武器,保证自身的安全;三是需要良好的通信设施,单独执行任务的驾驶员,必须配备良好的通信设备,随时保持与原单位的联系,以获得及时的救援。

3. 防护要点 一是配备制式的个体作战、防护装备,保证任务的顺利完成;二是及时配备战位盒和急救包,保证驾驶员在野外受伤的情况下,能获得救援,减少伤残;三是加强饮食和卫生管理,尽量做到饮食规律、饮食卫生,保证身体健康,维护战斗力。

四、维和工程师

维和部队,最多的时间是在建设必要的军用或民用工程,如公路、房屋等。工程师就是技术上非常关键的岗位,是工程质量的基本保证。工程师的岗位防护要点如下。

1. 岗位特点 一是野外活动多,劳动强度非常大,是脑力劳动与体力劳动的结合,只有强壮的体魄才能适应;二是必须将建筑图纸变成现实的建筑物,需要严格控制工程的质量与精度,个体的技术水平很重要;三是一边施工,一边还要防止出现冲突等因素,面临的人身危险性很大,需要很好地防护。

2. 岗位需求 一是需要经过专门的技术训练,掌握娴熟的专业技能,持证上岗;二是需要对工作认真负责的精神,保证工程的质量与进度;三是需要良好的医学保障,防病治病,保持健康。

3. **防护要点**　一是施工中要穿戴个体防护装备,如头盔、防护服等,减少或防止各种意外伤害情况;二是加强现场的安全防护,不论是坑道,还是建筑,都要设置必要的防护网、支架等,预防突发事件;三是加强卫生防病措施,减少传染病发病率,设立必要的急救站点,出现外伤能及时救护。

五、翻译

在异国他乡驻军,翻译是重要的角色,起着沟通内外、连接上下的作用,是指挥员外交活动的主要助手,使许多棘手的事情变得简单、容易处理。翻译的岗位防护要点如下。

1. **岗位特点**　一是基本上是跟随指挥员活动,保证整个团队的对外沟通,了解信息,表达意愿,实现目标;二是出现场的机会多,危险性也比较大,需要良好的防范意识,保证自身与指挥员的安全;三是每天工作时间较长,精神高度紧张,需要学会放松自己的情绪,维护健康。

2. **岗位需求**　一是需要熟练的外语口语水平,对于来自不同国度、不同口音的军人,可以顺利沟通,以免误事;二是需要了解所在国的基本情况,如政治、经济、军事情况,在交往中可以取得主动权;三是需要掌握良好的外交技巧,做到任何情况下都能把握分寸、彬彬有礼。

3. **防护要点**　一是个体防护装备要按照作战的要求穿戴,避免发生意外情况;二是在工作现场安排一定的警卫力量,保证外交任务的顺利进行;三是注重个人的卫生防疫防护,加强营养饮食、注意充足的睡眠,保持旺盛的精力、体力,为工作奠定基础。

六、维和医务人员

参加维和行动的医务人员,是维和部队官兵的生命守护神,担负着多国部队伤病员的救护任务,经常是紧急出动,前接后送,有稳定军心的作用。医务人员的岗位防护要点如下。

1. **岗位特点**　一是经常冒着炮火到前沿接收伤病员,危险性非常大,需要加强防护;二是劳动强度大,没有准确的上下班时间,工作非常辛苦,经常加班加点;三是长时间的超负荷运转,导致身体免疫力下降,造成疾病缠身,迁延不愈。

2. **岗位需求**　一是医疗关系到生命的存亡,需要专门培训、掌握熟练的专业技能,造福患者;二是需要树立为患者献身的精神,不论遇到什么样的艰难险阻,都要义无反顾、一心赴救;三是需要健康的体魄,才能适应恶劣环境中的救护工作,保证伤病员的安全。

3. **防护要点**　一是执行作战任务时,要按照规定着军装,携带防身的武器,保证自身的安全;二是工作中要注意劳逸结合,避免过度疲劳而导致疾病或伤害,影响履行职责;三是注意防治传染病,特别是烈性传染病(疟疾、黄热病等),更要避免将疾病带回国内。

第十七节　电子对抗兵的医学防护措施

电子对抗兵是信息化战争中的新兵种,岗位众多,常常在严密思维中布阵势,在敲敲打打中设陷阱,确实能起到"运筹帷幄之中、决胜千里之外"的作用,日益受到重视,有些国家还设立了网络战司令部。电子对抗兵的不同岗位防护要点如下。

一、计算机工程师

管理硬件的计算机工程师,是保证网络战中计算机正常运转的基础,是完成作战的关键环节之一。在众多的计算机硬件中,需要随时进行必要的维护保养和维修。计算机工程师的岗位防护要点如下。

1. 岗位特点　一是工作环境存在电磁波及微波;二是为维护计算机的日常运转,要经受通宵达旦加班的煎熬,精神非常疲惫;三是要经受腰酸腿痛等职业疾病的不断折磨,很苦恼。

2. 岗位需求　一是需要受过专门训练、有高水平的专业技术,可以及时处置疑难问题;二是经常遇到疑难问题,需要顽强的意志来克服,保证设备的顺利运转;三是需要加强营养,培养强壮的体魄,适应繁重任务的需要。

3. 防护要点　一是加强固定设备的电磁防护、微波防护,减少对人员的伤害;二是加强个体防护,穿防护服或减少接触电磁的时间;三是增加营养,增强体质,搞好卫生保障,减少疾病发生。

二、软件设计师

软件设计师是网络战中的核心工作岗位,编制用于作战的高级软件,或打击敌方的攻击软件,保证自己在作战中的信息优势。软件设计师的岗位防护要点如下。

1. 岗位特点　一是脑力劳动为主,编制程序时,需要眼睛长时间盯着屏幕,严重损害视力;二是长期坐着工作,容易患腰、颈、肩等职业病,造成终身痛苦;三是紧张的软件编制工作,会缓慢上瘾,也会导致心理障碍,引发精神疾患。

2. 岗位需求　一是需要院校严格培训,具备高超的软件设计水平,适应作战工作的需求;二是需要一定水平的软件破译工具,可以在较短的时间内破译敌人的软件系统,为我所用;三是需要强壮的体魄,保证在连续作战的情况下,仍然有旺盛的精力来完成工作。

3. 防护要点　一是建立严格的软件编制规章制度,保证作业者的作息时间,防止过度疲劳;二是加强整体防护,重视个体防护,减少磁场、微波等因素对人体的直接或间接伤害;三是增加饮食营养,注意防病治病,加强体育锻炼,维护较好的战斗力。

三、信息分析师

信息分析师负责从事所接受信息的分析,从众多的信息中选取有用的信息、剔除垃圾信息,保证信息战的成功实施。信息分析师的岗位防护要点如下。

1. **岗位特点** 一是分析师以脑力劳动为主,对个体的智力要求比较高,还要有一定的实战经验;二是需要军事素质作为补充,才能充分理解、应用军事信息来取得战争的胜利;三是伤害因素多,容易发生神经衰弱、脱发、失眠等职业病,影响工作效率。

2. **岗位需求** 一是需要专门培训,知识面要广,持证上岗,保证信息分析的准确性;二是在实战时,需要有哲学水平的逻辑判断,有创新性思维,保证网络战的超前判断;三是需要良好的身体条件,适应繁重的脑力劳动需求。

3. **防护要点** 一是及时配备大容量、高速运算的新型计算机,加快工作速度,提高工作精度,保持专业领域内的领先水平;二是强化对电磁波的个体防护,佩戴防护服、防护眼镜等;三是进行必要的心理防护,及时进行咨询、指导、治疗,保持身心健康。

四、网络工程师

网络工程师负责维护自己所管理的作战网站的安全、高效运转。增加信息通过量,或设置新的网络手段,使敌人的网络系统瘫痪,保证作战的胜利。网络工程师的岗位防护要点如下。

1. **岗位特点** 一是处理作战信息为主,及时把握利用网络进行作战的机会,消耗脑力;二是长时间在信息中浏览,会感觉生活枯燥无味,容易产生厌烦情绪,导致心理疾病;三是光、电、磁都会损害身体,造成疾病,损害健康。

2. **岗位需求** 一是网络上的电子战,是斗智斗勇的过程,需要经过专门培训的网络人才,才能胜任;二是需要军事家的眼光看待获得的信息,才能去伪存真、去粗取精,取得战场上的主动权;三是需要通过积极维护健康来保证作战,因为消耗体力、精力,就是消耗健康。

3. **防护要点**　一是过滤垃圾信息,增加有用信息的使用,减少对网络工程师的刺激,减少精力的消耗;二是缩短接触网络的时间,减少不良伤害因子对人体的损伤;三是增加营养,增强体质,维护战斗力。保证网络作战的实施。

第十八节　院校兵的医学防护措施

军事院校是培养军事、政治、后勤骨干人才的地方,是一些特殊的岗位,院校人员的素质高低直接涉及军队的未来与发展。院校兵的不同岗位防护要点如下。

一、校长(政委)

在军事院校,校长(政委)是第一责任人,担负着管理院校的职能,是学校的一面旗帜。校长水平的高低,直接关系到院校建设的好坏。校长的岗位防护要点如下。

1. **岗位特点**　一是责任重大,院校的建设、学生的管理、学科的发展、秩序的稳定,都需要统筹规划、精心安排;二是培养人才是工作的核心,传道授业是基本的方式,优秀毕业生的成就是学校成功的重要标志。

2. **岗位需求**　一是需要严格的规章制度,良好的校风,有充足的经费来源,保证学校各项事业的发展;二是需要优秀的教职员工,保持各项教学、科研、工作的顺利进行;三是需要宽松的政策环境,让"教、学、研"工作得到很好的贯彻落实,让学术思想转化为战斗力。

3. **防护要点**　一是严格执行制度,秉公办事,既要依法处理一些不良的人和事,也要维护自己的形象与尊严,保持内部稳定,防止矛盾激化;二是注意劳逸结合,提高工作效率,防止过度疲劳引起的各种疾病与心理疾患;三是加强营养,加强锻炼,增强体质,维护健康。

二、院长(系主任)

军事院校下属的部、院、系领导,是落实校长意图的中坚力量,是学科建设的关键人物,担负着承上启下的重要作用。院长的岗位防护要点如下。

1. 岗位特点　一是因为涉及专业在国内或世界上的地位,所以必须是某领域的真正专家,才能胜任院长工作;二是各种矛盾需要面对面解决,除了专业水平以外,还需要高水平的管理技术,维持正常工作;三是经常加班加点,精神紧张,对身体和心理的影响比较大。

2. 岗位需求　一是需要创造良好的教学、科研条件,保证重点学科的建设与发展;二是需要培养一批专业拔尖人才,形成老中青相结合的专业队伍梯队,保证军事学科的可持续发展需要;三是需要不断产出重大创新成果,在基础理论和实用方面作贡献,保持领先地位。

3. 防护要点　一是制定严格的规章制度,保证教学工作的惯性运行,维护日常教学秩序;二是用业绩作为标杆,衡量不同学科的水平,保证各专业的平衡发展;三是需要加强营养,维护身体健康,注意劳逸结合,讲究工作方法,切实提高工作效率,减少疾病。

三、教研室主任(科主任)

教研室是军队院校的基层教学单位,也是某一学科的依存单位,是落实教学计划的关键环节。教研室主任是落实学科教学任务的责任人。教研室主任的岗位防护要点如下。

1. 岗位特点　一是面对诸多问题,需要具体解决管理工作中的许多实际矛盾,使科室进入良性循环状态,保证管理工作效率与效益;二是抓主要矛盾,保证重点业务工作的顺利实施,熟悉前沿技术,创造适合创新的环境;三是在复杂的工作与人际矛盾中周旋,需要比其他人付出更多的时间与精力,易发生心理疾患。

2.**岗位需求**　一是需要有完善的编制建制,人员、设备、物资能保证教学、科研的进行;二是需要高水平的专业人员梯队,在保证完成教学任务的同时,还能进行必要的创新研究,力争在学科前沿上有突破;三是需要严格的规章制度,保证正常的教学秩序,提高教学效果。

3.**防护要点**　一是按照政策来处理人与人之间的关系、矛盾,形成一个和谐的集体;二是保证教学过程的安全,特别是一些涉及爆炸、化学、毒物等危险性的课程,杜绝或减少对人员的身体伤害;三是注意医学防护,劳逸结合,减少疾病的侵袭,维护身体健康。

四、教员

军事院校的教员,是教研室内直接负责教学的人员,在职称上分为助教、教员、副教授、教授。教员个体素质的高低,关系到教学质量的好坏。教员的岗位防护要点如下。

1.**岗位特点**　一是用自己的聪明才智、毕生的精力,向学生传授知识与经验,让他们学到更多的东西,在实践中使用、深化;二是教员的师德是最重要的影响因素,是学生仰慕的对象,所以被誉为"人类灵魂的工程师";三是教学是体力劳动与脑力劳动相结合的职业岗位,非常辛苦,职业病是慢性喉炎、腰腿痛、下肢静脉曲张、心理疾病等。

2.**岗位需求**　一是需要优秀的教学大纲、教材、教学技巧,能在规定的时间内向学生传授更多的知识与技能;二是需要德才兼备、刻苦学习的学生,才能实现教学相长,互相促进;三是需要良好的教学保障条件,从工作环境、生活保障、福利待遇,到成长机会,都需要具体落实。

3.**防护要点**　一是不断改进教学方法,精简教学时间,总结教学成就,提高教学效果;二是注意教学环节的人身安全,在危险环节上要有良好的保护措施,杜绝教学事故;三是注意劳逸结合,尽量减少频繁的加班加点,穿戴弹力袜,防治下肢静脉曲张,加强营养,防止疾病,维护自己的健康,保证教学任务的完成。

五、研究员

研究院是军队院校、研究所中专门从事研究工作的人员,职称上分为助理研究员、研究员、高级研究员。研究员对军队需要的相关专业内容进行深入研究,成果多用于作战、政治或后勤领域。研究员的岗位防护要点如下。

1. 岗位特点 一是需要有献身国防的精神,淡泊名利,在默默无闻中度过自己的一生;二是研究的内容涉及国家利益,要严格保密,防止泄密;三是从事的研究大多是有危险性的工作,必须注意安全。

2. 岗位需求 一是需要经过专业训练,有扎实的理论基础和丰富的实践经验,还要有创新性思维,能把握学科前沿技术;二是需要良好的工作设施和生活条件,要保证充足的研究时间,争取有突破;三是需要强化保密措施,强化安全设备,维护人身安全。

3. 防护要点 一是严格规章制度,落实严格的保密措施,保证研究成果的绝对安全;二是注意加强个体防护措施,预防意外伤害、中毒、职业病等不利因素的发生;三是执行有关的卫生标准,严防各种危险品的泄漏和危害,减少人员与物资的损失,维护环境安全。

六、实验员

实验员是军事学院里从事教学、科研、临床实验技术的人员,分为助理实验员、实验员、高级实验员等。在进行技术试验的同时,有些实验员还要进行直接的体验,以确定实验的实际效果。实验员的岗位防护要点如下。

1. **岗位特点**　一是多为危险性大、容易伤害身体的实践性职业岗位，如实验室技术、常规武器现场教学、化学生物武器教学等；二是实验多为大强度、连续性工作，经常需要加班加点，非常辛苦，需要强壮的身体来保证实验研究的进行；三是有些伤害是慢性的、难以感觉到的，需要严格的防护措施。

2. **岗位需求**　一是因为试验工作都是技术性很强的工作，需要严格的专业培训，持证上岗；二是需要完善的具体实验条件和辅助设施，以保证各项试验的顺利进行，减少实验的误差；三是需要严格的规章制度、严密的防护措施，保证人员的安全与健康。

3. **防护要点**　一是危险性大的试验，要建立实用的规章制度，设立完善的整体防护措施，保证试验人员的绝对安全；二是在一般性试验中，要妥善做好个体防护工作，防止有毒、有害物质对人员的伤害；三是加强卫生防疫防护工作，严格进出实验室的消毒、隔离、保护工作，防止有害因素在环境中的扩散。

七、学员

军队学员是军队建设的未来力量，需要从源头上把握，严格要求、严格训练，培养更多的政治坚定、技术优良、有创新性思维的军事人才。学员的岗位防护要点如下。

1. **岗位特点**　一是学习是一个劳心费力的苦差事，必须下真功夫、学真经、练真本事，才能修成正果，做一名合格的学员，最终成为一名合格的战士；二是学习是一个循序渐进的过程，需要打好基础才能更上一层楼，投机取巧是无法完成学业的；三是学习也是一个创造的过程，在理论与实践的有机结合上，关键是一个"悟"字，体会到才能记得住、用得上。

2. **岗位需求**　一是需要将社会青年中的精英征召到部队院校，为部队培养栋梁型人才，保持军队事业后继有人；二是需要建立良好的教学条件、教学风尚、教学技巧，真正形成教书育人的良好环境；三是需要学员树立为部队建设奋斗终生的思想，刻苦学习、刻苦训练,早日成才。

3.防护要点 一是严格遵守院校的作息时间,提高单位时间内的学习效率,不要只靠加班加点来提高成绩;二是注意安全,在学习、见习与实习过程中,都会遇到一些危险性因素,要按照教员的指示去做,杜绝事故;三是加强锻炼,注意营养,讲究卫生,减少疾病,增强体质,做一名德智体全面发展的优秀学员。

第十九节 军代表的医学防护措施

军代表是军队编制内的特殊人群,承担着军队与地方有关单位的联系、沟通作用,保证军队需要装备、物资的质量和数量。军代表的不同岗位防护要点如下。

一、主任

军代表室主任,是军代表事业的负责人,对分管的武器装备、后勤装备生产、采购、维护的全寿命管理负有领导责任。能否履行职责直接关系到部队的战斗力。主任的岗位防护要点如下。

1.岗位特点 一是需要极强的责任心,把军工产品的质量视为自己的使命;二是需要有一定造诣的专业技术水平,保证产品的质量;三是必须对产品有一个统筹安排的思路,保证多种产品的配套性、实用性。

2.岗位需求 一是需要严格的武器采购、生产法律条文、规章制度,保证军地双方的沟通与合作,实现双赢;二是需要由经过严格培训的专业人员持证上岗,保证工作的科学性;三是需要加强个体防护,维护健康,保证在生产、试验现场的人员安全。

3.防护要点 一是在生产和试验的现场,做好个体防护,佩戴必要的安全帽、防护衣、手套等,保证安全;二是加强营养,维护健康,减少疾病,保证完成所赋予的物资采购任务;三是加强法制教育,保持廉洁奉公的思想,全心全意为军工生产保驾护航。

二、军代表

军代表是直接从事某一类物资产品的采购、生产、供应工作的责任人,对武器装备、后勤装备的质量负有直接责任。军代表的岗位防护要点如下。

1. 岗位特点　一是岗位要求必须经常在生产车间、试验现场加班加点,体力消耗大,非常辛苦,损害身体;二是有些时候、有些地点、有些武器危险性比较大,需要加强事故防范;三是对技术的要求比较高,只有熟练掌握产品的生产环节,才能保证产品的质量。

2. 岗位需求　一是需要经过院校专门技术的训练,才能符合岗位的要求,保证任务的完成;二是需要强壮的体魄,才能适应繁重的体力劳动、脑力劳动的组合,保证在岗在位的时间;三是需要合法的合同文件,保证从事监督工作的有效性,监督到产品的主要环节,保证质量。

3. 防护要点　一是落实有效的个体防护措施,保证在危险场合作业时的人身安全,减少伤亡事故;二是创建良好的医疗保健条件,提供充足的营养,保证从业者的身体健康,减少疾病,维护战斗力;三是在政治上防腐倡廉,加强各种监督,保证人员政治上的安全。

第二十节　铁道兵的医学防护措施

铁道兵是一个重要的兵种,有过辉煌的历史,随着社会的发展,最终取消了这个兵种,但在军队的建制中还有少量的铁道兵存在。铁道兵的岗位众多,但大多数与工程兵重复,这里不再赘述,只选择典型的铁道兵职业岗位论述。铁道兵的不同岗位防护要点如下。

一、架桥工

架桥工是铁道兵的重要岗位,负责平战时铁路桥梁的架设、维修和重建工作,保证前后方通路的通畅和物资、人员的运送。架桥工的岗位防护要点如下。

1. **岗位特点** 一是劳动强度大,不论是捆钢筋,还是灌注水泥,都需要连续作业,极度消耗体力;二是长年在桥梁上高空作业,危险性比较大,受到伤害的机会多;三是架设桥梁是专业工作,技术难度比较大,必须有严谨的作风才能胜任岗位的具体要求。

2. **岗位需求** 一是属于劳动密集型产业,需要强壮的体魄,旺盛的精力,保证各项任务的完成;二是需要熟练的技术,必须经过院校的专门训练,掌握主要的关键技术,保证桥梁的建筑质量;三是需要良好的个体保护,减少工作中的意外伤害和疾病。

3. **防护要点** 一是积极进行专业培训,保证全员持证上岗,确保每一个环节的质量衔接,保证整体质量;二是加强个人安全防护,佩戴合格的安全帽、工作服、防护绳,减少对身体的不必要伤害;三是注意劳逸结合,注意合理营养,加强疾病预防工作,保证人员的身体健康。

二、铺路工

铺路工是铁道兵的关键岗位,铁轨铺设得是否合格,直接关系到火车满载时行驶的安全。铺路工的岗位防护要点如下。

1. **岗位特点** 一是技术型强,属于技术密集型工作,从业人员必须一丝不苟,才能胜任;二是劳动强度大,在铺设、校正钢轨时,需要多人合力协作才能达到规定标准的要求;三是危险性高,由于在野外作业,受到地理、气象、环境等条件的限制,容易出现意外。

2. **岗位需求** 一是人员需要经过专业学校的培训,达到一定的水准才能够从事铺路工作,以便保证质量;二是需要多道工序的配合,铺设路轨是多道工序的连续作业,必须密切配合才能实现合格的目标,就是在利用大型机械化铺路设备的今天,也需要密切配合;三是需要加强个体防护,减少意外伤害。

3. 防护要点　一是必须加强个体的责任心,把路轨的质量视同自己的生命,才能保质保量完成预定的任务;二是加强个人防护,佩戴制式的个体防护装备,达到有效的防护,尽量减少意外情况的发生;三是注意防病治病,防暑、防冻、防外伤,还要防治自然疫源性疾病,减少传染病的发生。

三、巡道工

巡道工是铁路的保护神,需要日夜巡视在已经运行的路轨上,及时发现险情、排除险情、指示险情,确保运行车辆的安全。巡道工的岗位防护要点如下。

1. 岗位特点　一是长期徒步行走是主要特点,只要在工作期间就要不停地行走,巡查铁路的安全问题;二是如何正确处置现场所遇到的紧急问题,是巡道工技术水平的具体体现,关系到列车行进的安全;三是长年野外作业,对身体的损害比较大,影响健康。

2. 岗位需求　一是作为以体力劳动为主,需要强壮的身体来保证完成巡道任务,经过身体筛选才能上岗;二是巡道工天天巡视在铁道线上,有时会遇到紧急情况,需要紧急排险的思维与技巧,减少事故;三是需要与国际接轨,配备专用的制式排险装备,确保每次排除险情的成功。

3. 防护要点　一是注重信号防护,一定要有信号灯、信号旗、口哨、相关标记等传递紧急避险信号的工具,保证行进列车的绝对安全;二是加强个体防护,工作服、安全帽、徒步鞋、工具、食品袋等,都是必不可少的物资,是保障巡道工安全的一道防线;三是加强疾病防护,增加营养,维护健康,保持旺盛的精力与战斗力。

第二十一节　仪仗兵的医学防护措施

仪仗兵是军队的脸面,在重大的外交场合出现。根据不同的外交活动,设置不同的仪仗规格。

还有,按照"五年一小庆、十年一大庆"的规定,要组织大批人员参加国庆阅兵,训练的模式与仪仗兵则完全一致。

天安门前"受阅区"走正步时规范动作多、标准要求高,具体要求:每步 75cm,每分钟 116 步,通过天安门前 96m 的"受阅区"用时 883 秒,走 991 步,每天训练要踢 18 000 个正步,走 22.5km。有人描述建国 50 周年的女兵方队,口号是"流血流汗不流泪,掉皮掉肉不掉队";真实的体验:在地面温度 56℃ 的情况下,汗水湿透了军装,如小溪一样在身上流淌,每一只军靴里面都能倒出汗水来;穿楔子训练,脚被磨出了血疱,老的结了疤,新的又长了出来,从来没有间断过,血疱破了化脓,汗水一浸,钻心地痛;每天都有人中暑晕倒,清醒后稍事休息,就又爬起来训练;最后的感觉是:无论是在战场还是训练场,只有军人,没有性别。仪仗兵的防护要点如下。

1. **岗位特点**　一是保持一定姿势长时间站立是职业的最大特点和难点,需要付出极大的体力和毅力,如对军旗手的要求是"顺风不快,逆风不慢,横风不摆",就是用旗杆里灌沙子来练臂力、练平衡;二是对身体的素质和身高的要求是最重要的,体现人体美、武装美、整体美是主要目标;三是长期艰苦的超量体力训练,会对膝关节造成不可逆的损伤,引起腰腿痛等职业病。

2. **岗位需求**　一是需要强壮、结实的体格,以适应超强度训练的需求和整齐划一的队列形象;二是需要漂亮的礼仪服装、服饰和醒目的枪械、刀具,以人留下美好的军人印象;三是需要良好的医疗条件、完善的卫生保健,合适的伙食供应,维护体力。

3. **防护要点**　一是讲究科学训练,注意身体极限,逐渐增加训练强度,让身体适应发生的变化,减少训练伤;二是注意疾病和蚊虫的防治,实时采取涂抹或擦洗的措施,减少蚊虫的叮咬,不要采取忍耐的做法,减少心理刺激;三是根据仪仗兵工作量的大小,注意改善伙食,增加营养,满足人体的需要,保证身体健康。

第7章 海军职业的医学防护措施

海军是一个多兵种组合的部队,有水面舰艇部队、潜水艇部队、海军陆战队、海军航空兵、水警部队、航空母舰部队等。

第一节 水面舰艇部队的医学防护措施

水面舰艇部队是海军的主要作战部队,包括许多兵种,兵员众多,装备复杂,医学防护的难度大。水面舰艇部队的不同岗位防护要点如下。

一、舰长(政委)

在海军,不论舰艇的吨位大小,舰长都是军舰的灵魂,指挥作业、训练、作战等,保证军舰和人员的安全。舰长的岗位防护要点如下。

1. 岗位特点　一是责任重大,政治要求高,在一条军舰上,所有的责任都集中在舰长身上,必须时刻保持警惕,保持高度责任心,才能完成赋予的任务;二是技术复杂,专业水平要求高,军舰是执行作战的武器装备,在接到命令后,必须及时出动,及时赶到预定地域,这需要良好的军事素质和技术能力;三是应变能力要求高,以应对突发事件的处置,因为军舰在海上执行任务,随时都会遇到意外情况,需要指挥员准确判断、及时处理,保证完成任务。

2.岗位需求 一是需要制作良好的舰艇,特别是在作战性能上要满足现代化作战的需求,保持战时的局部优势,有效打击敌舰;二是需要高素质的官兵,现代化的军舰,高技术装备很多,使用人员必须具备良好的技术素质才能胜任岗位,保证军舰处于良好状态;三是需要有效的保护,军舰的抗风浪能力、抗爆破能力是保护全舰人员的基础,而局部的防护措施,是人员减少伤亡的最后一道防线。

3.防护要点 一是以攻为守的防护,就是在敌人发现自己前先发现敌人,并先发制人消灭敌人,保护自己,这需要非常好的预警系统和方位能力;二是舰船本身的防护,不论是舰船的装甲,还是舰船本身的防暴、防水、防浪的设置,都要做到有效防护,减少沉船的危险;三是个体防护要完善,在军舰的不同岗位上都要穿戴好相关的防护装备,还要注意预防疾病,增强体质,保持良好的战斗力。

二、机电长

机电长也叫轮机兵,是全船机械动力和电器设备的技术总管,负责制定各项机电设备的操作规程、保养检修计划,贯彻各项规章制度;编写修理单,进行修船工作验收;燃料、润料、木料、备件的申领、造册保管和合理使用。机电长的岗位防护要点如下。

1.岗位特点 一是在军舰航行与作战期间,要统筹安排机电安全,检查各设备运行记录情况,体力消耗大,对身体素质要求高,需要强壮的体格才能胜任;二是舰艇内的噪声大,在发生紧急事故时,指挥机舱人员进行设备抢修和抢救工作,对身体的伤害比较大;三是培训考核轮机人员,监督和签署轮机员、电机员的交换工作以及相关文件,思维必须敏捷,及时发现问题所在,采取措施,保证作战。

2.岗位需求 一是需要良好的身体素质,保证长时间连续作

业的需要,保证在岗的时间;二是需要经过院校的专业培训,持证
上岗,娴熟的业务素质,经常与具体人员商讨有关修理、保障的事
宜,做到反应灵活、处置果断、配合默契;三是需要制作精良的设
备,保证军舰的正常运转。

3.**防护要点**　一是实行轮班工作制,在一定时间内进行换
岗,减少人员的疲劳,保持旺盛的精力;二是加强个体防护,减少
机械和电器对人的意外伤害;三是增加营养,保证热量,增强体
质,减少疾病,维护身体健康,保持战斗力。

三、舰艇雷达兵

舰艇雷达兵是军舰的眼睛,可以超视距发现空中目标,实施
事先打击,保证战斗的胜利和自身的安全。雷达兵的岗位防护要
点如下。

1.**岗位特点**　一是经常在强微波的伤害范围内,对身体损害
比较大,特别是生殖系统和神经系统;二是雷达的位置比较高,维
护雷达是一项危险性很大的工作,容易出现意外;三是长时间监
视雷达屏幕,容易造成视觉疲劳,伤害眼睛。

2.**岗位需求**　一是需要性能良好的新型雷达,可以在短时间
内捕捉目标,减少开机时间;二是需要经过专业培训的技术人员,
持证上岗,保证对发现目标的准确判断;三是需要加强个体防护,
维护雷达操作人员的身体健康与生命安全。

3.**防护要点**　一是每人配备切实有防护效果的微波防护服,
减少微波对人体的伤害,尤其注意对生殖系统的伤害;二是在设
计时就要考虑到雷达维护的安全问题,减少维护的次数,保护人
员的安全;三是在饮食上注意,增加必要的营养,增强体质,增强
抵抗力。

四、声呐兵

声呐兵是军舰上探测水下不明目标为主的兵种,对一定方位

内的不明目标可以起到很好的预测和警示的作用,是维护军舰安全的主要手段之一。声呐兵的岗位防护要点如下。

1. 岗位特点　一是声呐局部照度不良,对视觉的伤害比较厉害,不宜长时间操作;二是声呐室的噪声比较大,对听觉有不同程度的伤害;三是检修声呐装置,提升或下放声呐装置,都消耗非常大的体力,引起疲劳。

2. 岗位需求　一是需要经过专业培训的技术人员,提高声呐探测的准确性,增加预警的能力;二是需要研究新型的声呐系统,增加可操作性,减少人员的体力消耗;三是需要一定的防护技术,提高安全性。

3. 防护要点　一是主动降低声呐室的噪声,保证人员的对话和交流;二是改善局部的照明,形成良好的人机平面,减少视觉的疲劳;三是增加营养,增强体质,减少疾病,维护健康。

五、瞭望兵

瞭望兵是军舰上专门从事瞭望海情、空情的岗位,为指挥员提供及时的情报,以便于判断和决策,捕捉战机,减少失误,保证安全。瞭望兵的岗位防护要点如下。

1. 岗位特点　一是在行进中,需要长时间站立观察,容易患下肢静脉曲张或腰腿痛等病;二是在动荡的军舰上观察运动的目标,对视力的要求比较高,对眼睛的伤害比较大;三是在动态的环境中长时间操作,容易引起晕动病的发作,造成战斗能力下降。

2. 岗位需求　一是需要经过院校专业培训,熟练掌握战术技巧,准确判断未知的目标性质;二是需要性能良好、倍数合适的望远镜,便于能及时看清远处的运动或固定目标;三是需要一定的有效措施,防止晕动病的发生和发展。

3. 防护要点　一是加强锻炼,特别是防止眩晕的练习,减少晕船的概率或程度;二是选择合适的望远镜,保护眼睛和视力,尽量减少视觉造成的误差;三是定时换岗,减少连续工作的时间,减轻身体的负担。

六、舰艇通信兵

军舰上的通信兵,以无线电通信为主,是联系军舰与上级的关键环节,也是落实作战任务的关键手段,是维护军舰安全的通道。通信兵的岗位防护要点如下。

1. 岗位特点　一是长时间依靠无线电通信,害怕失误,精力高度集中,精神高度紧张,非常容易疲劳;二是受到强大电磁波的影响,改变身体的内环境,损害身体的重要器官;三是大声喊话,对声带的伤害明显,容易失声。

2. 岗位需求　一是需要性能良好的收发报机,不论是明码还是密码,都能做到快速、准确;二是需要经过严格训练的、技术熟练的报务人员,缩短收发报时间,增强保密性;三是需要采取必要的措施,减少舱室环境内的噪声,提高空气的清洁度,维护健康。

3. 防护要点　一是加强个体防护,穿戴必要的防护服装,设置必要的屏蔽隔离,减少对人员的伤害;二是科学训练,循序渐进,苦练基本功,减少腕关节综合征的发生,提高效率;三是采取措施,注意减少舱室内的噪声,减少不良刺激的伤害,维护健康。

七、抛缆兵

抛缆兵是军舰上负责抛接缆绳的岗位,对于船舶的安全停泊具有重要作用。抛缆兵的岗位防护要点如下。

1. 岗位特点　一是无论平时还是战时,抛缆者都要在室外作业,经受雨淋日晒,经历酷暑严寒,影响健康;二是抛缆是体力活,需要强壮的体魄,否则就难以实现抛缆的目标;三是甲板上活动,危险性比较大,随时都有掉入水中的可能,需要灵活的技巧和扎实的基本功,还要防护技巧。

2. 岗位需求　一是需要经过专门训练的人员,非常熟练地掌握抛缆的技巧,保证成功,维护军舰的安全;二是需要经常锻炼,有强壮的体力,能长时间进行室外、动态的繁重抛缆作业;三是需要改善营养和伙食,保证热量的供应,维护身体的健康。

3.防护要点　一是做好个体防护,穿戴防护服装,防浪、防晒、防冻伤,掌握行走军舰上的作业技巧,防止出现意外事故;二是熟练掌握抛缆的原则、方法与技巧,提高工作效率,减少操作失误;三是加强营养供应、改善日常伙食,提高身体素质,保证体力与精力。

八、舰艇炮手

军舰上的炮手,主要在甲板上的炮位进行作业、作战,几名炮手配合,对近距离的敌方目标进行火炮攻击,摧毁敌方目标,保护自己。海军炮手的岗位防护要点如下。

1.岗位特点　一是在摇晃的军舰上进行瞄准、攻击,需要良好的技术和默契的配合,否则难以击中目标;二是炮火过高的噪声,对炮手的听觉损害严重;三是在甲板上的炮位,容易受到敌人的攻击,造成伤亡。

2.岗位需求　一是需要性能良好的舰载新型火炮,便于操作和使用,减少操作时间,提高命中率;二是需要经过专业培训的技术人员,保证瞄准、计算、击发的准确性、连贯性、有效性;三是需要有效的防护噪声的危害。

3.防护要点　一是每人配备制式的防噪声耳塞或耳罩,减少火炮发射时的高噪声对听觉的危害;二是配备战位急救包,保证伤员自救互救的实施,减少火线的伤亡概率;三是注意卫生防护工作,减少伤病的发生率,维护健康。

九、水手

军舰上的兵员统称为水手,这里主要是指为维护军舰而工作的岗位,包括清洁、维护军舰的外表设备、标志等内容。水手的岗位防护要点如下。

1. **岗位特点** 一是水手是重体力劳动，能量消耗非常大，需要非常强壮的体格；二是工作脏、累、苦、危险，夏天战酷暑，冬天斗严寒，容易产生职业病；三是接触油漆、汽油、颜料等化学物品的机会多，容易产生过敏反应，损害皮肤。

2. **岗位需求** 一是需要严格的安全防护制度，保证人员在甲板上工作的安全；二是需要一定的措施，尽量减少外界因素对人员的伤害，如摔伤、碰伤、晒伤、过敏、坠海等意外事故；三是需要合适的劳动工具，减轻体力劳动的负担。

3. **防护要点** 一是个人要严格遵守有关的规章制度，按章操作，减少伤害；二是要在不同的工作时穿戴合适的工作服，进行必要的安全防护，维护战斗力；三是增加营养，调剂伙食，保证机体的需要，注意卫生，预防疾病，维护健康。

十、舰艇旗语兵

军舰上的旗语兵是军舰间、直接传达信息的岗位，在表示友好、情况不明时使用，主要是用于识别敌我，减少误会，保证军舰的安全。旗语兵的岗位防护要点如下。

1. **岗位特点** 一是使用灯光或旗帜等进行交流，旗语兵的目标明显，容易遭到敌人的攻击；二是远距离沟通，需要良好的视力，保证远距离的准确交流；三是必须保证在晃动的军舰上，保持一定的姿势，才能准确传达信息。

2. **岗位需求** 一是需要制作精良、颜色鲜艳的旗帜，或明亮的灯光，以便进行及时、良好的信息沟通，迅速识别敌我；二是需要掌握熟练旗语技巧的技术人员，有随机应变的能力，不会暴露自己军舰的真实身份；三是需要较好的海军军事技术水平，能及时识别不明舰艇的型号、级别，供首长决策。

3. **防护要点** 一是注重个人防护，穿戴防护装备，防止意外，减少伤亡；二是配备远视设备如望远镜等，保证识别信息的准确性,尽量减少紧急情况下的误差;三是注意补充维生素类药品,保护眼睛,注意卫生,减少疾病。

十一、鱼雷兵

鱼雷兵是在鱼雷艇上专门负责发射鱼雷的岗位,是一种进攻性的职业,目的是摧毁敌人的战役或战术目标。鱼雷兵的岗位防护要点如下。

1. 岗位特点　一是隶属于专门的鱼雷艇或潜艇,通过鱼雷管发射巨大的鱼雷,是技术性非常强的职业;二是鱼雷发射不确定性因素比较多,鱼雷艇也是敌方的重点攻击目标,所以危险性比较大;三是管理、安装、发射鱼雷,体力消耗大,容易受到伤害。

2. 岗位需求　一是需要技术含量高的鱼雷发射装置,保证鱼雷管理、安装、发射的安全与准确;二是需要经过专门培训的技术骨干,持证上岗,增加发射成功率、命中率;三是需要增加一定的营养,维护基本体力,加强卫生防病工作,维护身体健康。

3. 防护要点　一是制定严格的规章制度,保证鱼雷管理的科学性、时效性,保证安全;二是加强对鱼雷的日常养护,防止出现意外情况造成伤人事故;三是加强个人基本防护,减少外伤,加强营养,讲究个人卫生,减少疾病。

十二、舰艇导弹兵

舰艇导弹兵是在军舰上进行超视距攻击的作战岗位,根据不同作战需要,发射不同种类的导弹,摧毁预定目标。导弹兵的岗位防护要点如下。

1. 岗位特点　一是在船舱内进行导弹的管理、装填、发射,本身就是有极高危险性的岗位;二是导弹的储存室需要低温,常年生活在寒冷的环境中,容易得关节炎;三是随时处在作战的待命状态,精力高度集中,容易造成精神紧张、失眠、神经衰弱等身心疾病。

2.**岗位需求** 一是需要性能良好的新型导弹,便于操作,发射成功率高,保证作战的需要;二是需要一组经过专门培训的专业人员进行操作,增加准确性,减少误差,提高命中率;三是需要加强导弹的整体防护或个人防护能力,减少不必要的伤害。

3.**防护要点** 一是加强管理,做好平时维护和战时的使用管理,保证导弹处于良好状态,随时待命;二是要有相应的安全防护措施,保证每一个环节都做到安全有效,避免失误;三是配备良好的个人防护装备,加强对外伤、烧伤和疾病的预防与紧急处置,减少伤残。

十三、舰艇军医

舰艇军医是军舰的最高医疗官,担负着全舰人员的健康保护重任,还要负担繁重的疾病预防工作、防鼠工作,任务非常繁重。舰艇军医的岗位防护要点如下。

1.**岗位特点** 一是在狭小的空间内,利用有限的医疗设备进行人员的疾病预防、伤员救治,困难比较多,另外海上的盐雾对医疗设备的损害比较严重,维修难;二是在作战时,要频繁地进出舱室抢救伤员,容易发生外伤、坠海等事件;三是劳动强度大,噪声、污染的空气、晃动等因素,都对身体危害严重。

2.**岗位需求** 一是需要足够宽敞的医务室,保证在伤员较多时医疗工作的正常进行;二是需要适合军舰使用的医疗设备,简单、耐用、好用,药品种类要适合海上伤病员的救治范围;三是需要足够多的医疗力量,特别是经过专业培训的人员,保证救治工作的需要。

3.**防护要点** 一是加强个体防护,减少伤亡,保证救治任务的完成;二是加强军医的值班轮换制度,防治过度疲劳,预防疾病,减少非战斗减员;三是改善伙食,加强营养,增强体质,保持旺盛的战斗力。

十四、舰艇炊事员

舰艇上的炊事员是在繁重的工作、作战条件下,保证全舰人员营养供应的关键岗位,除了耐受晕船,还要面临着烟熏火燎的真正考验。炊事员的岗位防护要点如下。

1. 岗位特点　一是在狭小的舱室内,进行烹调操作,不良环境空气的持续刺激,对身体影响较大;二是热火、热油、热水,炎热的空气,随时都会对身体造成局部伤害,影响烹调操作;三是高温、高湿、高强度的劳动,体力消耗非常大,容易发生虚脱。

2. 岗位需求　一是需要设计合理的新型舰艇用烹调装备,减小劳动强度,提高工作效率;二是需要良好的通风设备,及时更换新鲜空气,保证烹调间的空气流通;三是需要熟练的技术,保证饮食色香味俱全,缩短操作时间,提高饭菜质量。

3. 防护要点　一是预防疾病,定时体检,保证炊事人员的身体健康;二是严格作息制度,合理安排炊事员的工作时间,杜绝过度疲劳的现象;三是改善局部环境条件,保证炊事员在干净、清洁、通风的环境中工作。

十五、舰艇气象兵

舰艇气象兵是担负对所在地域或前方地域的气象进行预测预报的任务,保证舰艇的行驶安全。气象兵的岗位防护要点如下。

1. 岗位特点　一是除了利用军舰本身的气象监测设备进行及时预报,还要不断接受军舰所在国家或地域气象部门的天气预报,以便更准确地预报实时气象情况;二是有些气象检测点是在舰船的高处,进行实地观察时非常危险;三是高度精力集中,容易产生疲劳综合征,影响身体健康。

2. 岗位需求　一是需要经过院校培养的专门气象技术人员,持证上岗,保证天气预报的质量;二是需要制作精良的气象预报设备与器材,能够及时准确地记录、表达实际气候;三是需要配备必要的个体防护装备,保证登高作业时人员安全。

3.防护要点　一是加强个体防护,配备合适装备(如防坠落装备、太阳镜等),减少外伤、疾病的发生;二是加强先进设备与优秀气象人员的有机结合,缩短监测时间,提高气象预报的准确性、及时性;三是注意卫生,合理饮食,维护健康。

十六、舰艇锅炉工

舰艇上的锅炉工,是负责为军舰提供动力的岗位,必须持续工作,保证军舰的顺利航行。锅炉工的岗位防护要点如下。

1.岗位特点　一是军舰上最繁忙的劳动岗位,属于重体力劳动工作,体力消耗非常大;二是环境条件非常差,在狭小的舱室内,振动大、噪声高、湿度大、空气污染重,时刻在吞噬着人员的健康肌肤;三是煤、油等燃料对人体的伤害,造成尘肺、损伤等职业病。

2.岗位需求　一是需要设计科学的新燃料、新锅炉,减少对锅炉房的污染,保护人员健康;二是需要经过培训的人员,科学操作锅炉,提高工作效率;三是需要严格的防护技术与措施,减少污染。

3.防护要点　一是加强除尘、通风设备的建设,保证空气质量符合国家相关标准的要求;二是尽量减少噪声、振动的影响,减少相关职业病的发生率;三是改善伙食,增加营养,保证体力。

第二节　潜艇部队的医学防护措施

潜艇部队包括常规潜艇、核潜艇部队,主要是动力决定着续航能力,影响着作战半径。潜艇从诞生起就被称为"水下怪物",对军舰有很强的杀伤力。由于无法与外界沟通,潜艇兵的第一条规则,就是"忍受自己,不要因为自己的问题影响别人"。潜艇部队有许多需要相互协同的岗位,与水面舰艇的岗位有许多相似之处,不再赘述。潜艇部队的特殊岗位防护要点如下。

一、潜艇艇长

艇长是潜艇的最高长官,负责潜艇作战的全面指挥,对人员和潜艇的安全负有重要责任。潜艇艇长的岗位防护要点如下。

1. 岗位特点　一是只要担负出海任务,所有潜艇人员都是一个目标,就是作战胜利,也就是俗话说的"百人一杆枪",团结非常重要;二是潜艇所要到达的海域,完全是未知数,一切活动和决策,主要由艇长来决断,心理负担非常重;三是出海就意味着死亡,每个人都要写下遗书,这是一个痛苦的经历,还要反复去做,负面心理刺激强烈。

2. 岗位需求　一是需要全面的军事素质、政治素质和技术素质,树立与潜艇共存亡的观念,保证潜艇绝对安全;二是需要坚强的意志和果断的决策能力,保证在没有任何外援的情况下独立完成所赋予的作战任务;三是需要制作良好的新型潜艇,与所需要完成的作战任务相匹配。

3. 防护要点　一是出发前要彻底检修潜艇,不能带病出海,也要配给充足的后勤物资,保证使用;二是制定多种保护潜艇和人员安全的作战措施,做到万无一失;三是进行人员体检,保证身体合格的军人出海,途中要注意体育锻炼,减少作战期间的伤病员,做好急救准备,减少伤残率,还要注意官兵与家属的通话,具有特殊的意义。

二、舵信技师

舵是军舰、潜艇上保证航行方向的装置,"舵信技师"是掌握军舰航行技术的人员,负责管理军舰有关航行的事宜,也是舰长的参谋之一。"舵信技师"的岗位防护要点如下。

1. 岗位特点　一是负责正确掌握潜艇的航行、航向以及处理相关的问题;二是涉及的领域比较广泛,涉及的技术比较复杂,需要及时发现和协调,处理紧急事件,保证顺利航行;三是正确处理潜艇舱外的"舵向仪",是一项技术难题,也是危险性很大的工作,还有生命危险。

2. 岗位需求　一是需要与潜艇配套的精密导向设备,保证潜艇的正确航行;二是需要经过专门院校培训的技术人员,保证作战时潜艇航行的需要;三是需要不同岗位人员的密切合作,保证航行仪的良好状态。

3. 防护要点　一是及时检查、维护"舵信"设备,达到最佳运转状态、数据准确、可靠;二是做好个体防护,在维修、使用设备时保证人员的安全;三是减少疲劳作业,维持良好的精神面貌,做到可以连续作业。

三、航图兵

军舰的航图兵是航行中随时标注海图的岗位,在深海中航行的潜艇,航图兵的责任更加重要,是否到达了预定海域,要由标注的航海图来确定。航图兵的岗位防护要点如下。

1. 岗位特点　一是完全是在地图上作业,没有任何参照物,容易出现误差造成事故;二是在狭小空间内作业,浑浊的空气、震动、噪声对人员的伤害性较大,体力消耗大;三是长期在水下潜行,没有日夜的概念,只有靠时钟来决定睡眠与工作的时间,生物钟混乱,影响免疫系统,易患疾病。

2. 岗位需求　一是需要经过专业训练,有扎实的专业知识、娴熟的地图标注技巧,才能胜任;二是需要合适的海图和标准的标注工具,符合作战要求,保证航图的科学性、正确性、及时性;三是需要良好的营养维护和卫生保健工作,保持官兵的战斗能力。

3. 防护要点　一是尽量保证潜艇和作战装备的质量,为官兵提供适合作战的基本平台,延长工作时间;二是加强个体防护,控制噪声、震动和空气质量,减少意外伤害和疾病,维护战斗力;三是强化个体营养,提供足够的饮食数量和结构,及时补充消耗的能量。

四、原子兵

原子兵主要负责核潜艇的原子反应堆的工作状态,保证核潜艇能量的连续供应,维持潜艇的动力。原子兵的岗位防护要点如下。

1. 岗位特点　一是距离潜艇上的核反应堆最近,受到核辐射的概率最大,危险性大,易患急性放射病;二是一旦发生潜艇事故,核反应堆容易遭到破坏,造成核污染。

2. 岗位需求　一是需要设计精良、运转安全的核反应装置,保证持续的动力供应;二是需要经过专门培训的技术人才,精通核反应堆的管理与运行,保证安全;三是需要严格的规章制度,禁止无关人员接近核反应堆,减少意外事件。

3. 防护要点　一是装备绝对安全的核反应装置,泄漏量符合国家相关标准的要求,防止任何形式的核泄漏伤害;二是加强个体防护,穿戴核防护服,单位时间内经过核反应堆的频次要严格限制;三是加强营养,增强体质,提高机体的免疫水平,减少核辐射的危害。

五、潜艇军医

在潜艇上简陋的医疗条件下,潜艇军医与卫生员担负着保护全艇人员身体健康与安全的重任。被官兵誉为"生命的守护神"。潜艇军医的岗位防护要点如下。

1. 岗位特点　一是在完全密闭的潜艇舱室内,危害因素非常多,就空气质量来说,在岸上备受青睐的香水,在潜艇内确是绝对禁止使用的,因为会产生有害气体;二是因载重量的关系,配备的医疗设备较少,除紧急救命手术外,难以开展择期手术,救治范围受到限制;三是潜艇内,人员受到外伤、核辐射、缺氧、烫伤、复合伤的机会比较多,防治难度大。

2. **岗位需求** 一是需要建造合理的潜艇或核潜艇,能最大限度地保证艇内人员的绝对安全,减轻军医的工作量;二是需要经过多方面的培训,熟练掌握内外科急救技术的军医,保证对伤病员的急救,减少伤残率;三是需要具备多种防护与自救互救的装备与技术,减少或杜绝不良因素对人员的伤害。

3. **防护要点** 一是加强预防宣传与措施,注意个人卫生,减少疾病,保护潜艇的战斗力;二是加强密闭环境内空气质量的监测,严格执行相关标准,提高预警水平,减轻伤害的程度;三是增加伙食营养,调剂免疫水平,增强抵抗疾病的能力,维护良好的体能。

第三节 岸勤部队的医学防护措施

岸勤部队是海上编队靠岸时进行补给的职业岗位,是海军基地的主要作用之一。海上编队在经过多日的航行后,给养和武器弹药消耗比较大,需要补给,所产生一些生活垃圾需要上岸处理,保持军舰的清洁和安全,保证再作战能力。岸勤部队的不同岗位防护要点如下。

一、基地主任

海军的基地主任是统管基地相关事宜的主官,需要统筹安排所有物资的供应程序,调动兵力,分清轻重缓急,保证战备供应。基地主任的岗位防护要点如下。

1. **岗位特点** 一是基地主任的职责与作战、军需、卫生、物资、装备等部门有密切关系,需要及时沟通,随时协调,保证供应;二是没有时间表,只要舰艇需要就必须及时给予补给,保证作战需求;三是加班加点非常多,有时候疲于奔命,应接不暇,体力透支,影响健康。

2. **岗位需求** 一是需要上级制定完善的基地补给制度、明晰的职责、清除的程序,防止发生纠纷;二是需要有预先制订的详尽供应预案,防止临时工作忙乱;三是需要良好的健康状况,以应付繁重的体力与脑力劳动。

3. 防护要点　一是科学安排时间,做到工作有序,劳逸结合,保证物资供应,防止过度疲劳;二是调度好进出港口的军舰,防止人为造成的忙乱,提高工作效率,减少供给的时间;三是加强预防疾病,保持个人卫生,维护身体健康。

二、仓库保管员

海军基地的仓库物资,是军舰补给的关键环节,仓库保管员是补给的关键岗位,需要精心安排,进出有序。仓库保管员的岗位防护要点如下。

1. 岗位特点　一是每天都接触大量的不同物资,需要严格的制度保证进出库的秩序,动态管理,杜绝过期的物资出现;二是要经常检查物资的存放状况,防止物资的损坏、丢失,保证质量、数量和流量;三是仓库保管员是重体力工作,要实行值班制度,保证物资持续供给,防止人员的多度疲劳。

2. 岗位需求　一是需要建筑合格、制度严密、防护措施齐全的标准仓库,保证安全;二是需要精通业务的专业技术人员,熟练掌握库存物资的基本参数,保证进出有秩序;三是需要科学的作息时间,防止长时间工作造成的过度疲劳,影响身体健康。

3. 防护要点　一是从制度上、程序上保证仓库物资的安全,减轻保管人员的心理压力;二是加强物资进出库的自动化管理,做到所有物资都能够自动放取、自动计数,科学管理;三是加强对人员的健康监测,从饮食、卫生上改善仓库保管员的身体状况,维护健康体魄。

三、武器管理人员

基地的武器管理人员,是负责向来往的军舰提供相应武器装备的岗位,是责任重大的工作。武器管理人员的岗位防护要点如下。

1. 岗位特点　一是经手的武器装备,都是对社会高度危险的物资,需要严格的法律程序来保证供需关系,政治风险度高;二是有些武器装备如弹药,对管理人员来说也是高度危险的,需要严格按照规定程序与方法进行交接,确保安全;三是武器装备进出库,是一项体力劳动,体力消耗非常大。

2. 岗位需求　一是需要经过培训的专业人才,持证上岗,保证武器管理的科学性;二是需要保证武器装备安全的保存环境,减少非正常损耗,保证质量;三是需要切实地对人员的安全防护措施,保证进、出库人员的绝对安全。

3. 防护要点　一是武器仓库的选址要科学、保密,保存设施要齐全,保持恒温和恒湿,确保武器装备的完好;二是配备个人防护装备,进入库区要遵守规章制度,按程序办理,杜绝或减少伤亡事故;三是加强人员的疾病预防工作,增加营养,增强体质,减少发病率。

四、码头管理人员

基地的码头是停靠军舰的地方,码头的管理人员是保证舰船进出有序的岗位,不论是引航、导航还是管理,都需要保证安全和效率。码头管理人员的岗位防护要点如下。

1. 岗位特点　一是需要有丰富的经验,科学的调度,防止码头的忙闲不均,保证舰船进出有次序,货物装卸有缓急;二是野外作业的机会多,受到自然环境的伤害因素多,易患疾病;三是人际沟通是码头管理人员的一种常态,需要良好的技巧,减少或避免纠纷。

2. 岗位需求　一是需要足够的军舰泊位,保证与基地担负的任务相适应,减少忙乱;二是需要信息化程度高的通信、指挥系统,保证指挥人员与现场人员之间的沟通,减少停泊时间,提高码头工作效率;三是需要良好的卫生条件,严密的隔离措施,防止疾病的传播和扩散。

3.防护要点　一是码头要设立确实有效的相应安全设施、明显标志,保证舰船的航行和停泊安全;二是对来往的人员,提供良好的饮食、住宿、医疗条件,进行必要的检疫,减少疾病的带入或输出,防止急性传染病的扩散;三是配备个体防护装备,减少工作时的伤病。

五、警卫人员

基地警卫人员的基本职责是维护海港、码头的安全,这需要高度的政治责任心和一定的军事技巧才能胜任。警卫人员的岗位防护要点如下。

1.岗位特点　一是需要长时间站立,经受风吹雨淋,体力消耗大,易患关节炎、腰腿痛等疾病;二是夜间站岗,光线较暗、危险性大,需要注意力集中,精神高度紧张,易患神经衰弱等身心疾患;三是轮班执勤,使人体的生物代谢失调,影响身体的健康水平,诱发疾病,特别是传染病。

2.岗位需求　一是需要健康的身体,以适应长期的站立执勤和处理突发事件;二是需要全面的军事素质和战术技巧,在执勤中发现蛛丝马迹,灵活处置,减少损失,保证码头的安全;三是需要良好的武器装备和先进通信设备,防止敌人或坏人的偷袭,保证警卫人员的人身安全。

3.防护要点　一是改善伙食,提高营养,增强体质,保持旺盛的战斗力;二是加强科学训练,熟悉码头环境,提高军事素质与技能,积极应对突发情况;三是在个体防护的装备与技能上不断改进,保证执勤者的人身安全。

第四节　海军陆战队的医学防护措施

海军陆战队是海军的一个主战兵种,负责对地面目标的攻击或防守,属于高度机动的部队。海军陆战队的不同岗位防护要点如下。

一、主官

海军陆战队的主官(司令、政委),是全面负责部队管理的责任者,部队主要进行野外作战和突袭,执行特别重要的任务。主官的岗位防护要点如下。

1.**岗位特点** 一是在几乎完全陌生的环境里进行作战,不确定因素非常多,遭到的伤害因素也比较多,易发生伤病;二是独立作战,需要指挥员的综合判断、独立思考,减少不必要的减员,维护战斗力;三是必须与士兵打成一片,团结互助,保证良好的官兵关系,保证作战的胜利。

2.**岗位需求** 一是需要经过军事院校有关专业的系统培训,掌握熟练作战和指挥技巧;二是需要事先制订详细的作战预案,细节极为重要,作战人员必须到位,战术动作必须准确;三是需要有良好的医疗急救条件,特别是自救互救的技术与装备,保证人员的救护。

3.**防护要点** 一是重点是练习分队相互的配合,从基础训练开始就要用实战的要求来做,科学训练减少训练伤,维护整体的战术水平;二是加强思想教育,在艰苦的环境中磨炼人员的意志,逆境求生存,防范事故;三是注重卫生,注重营养,增强部队体质,减少伤病。

二、海军陆战队员

海军陆战队员是具体执行作战任务的多面手,既是战斗员、急救员,会爆破、跳伞、潜水、攀登、滑雪、擒拿格斗、照相、密码通信,还是方位判断、地图识别、不同交通工具的驾驶员,素有"三栖蛙人(指陆地猛虎、海上蛟龙、空中雄鹰)"的称号,保证在短时间内到达指定位置,执行作战任务。陆战队员的岗位防护要点如下。

1. 岗位特点　一是掌握多种野外生存的方法是主要的技能，因为在独立作战的情况下，单兵的作战能力决定着战斗的胜负；二是野外的自然环境，对单兵的伤害因素非常多，需要尽量减少伤害，保存自己；三是恐惧与孤独是海军陆战队员的致命伤，心理恐惧也会导致死亡。

2. 岗位需求　一是需要经过野外生存训练的全能士兵，保证在艰苦条件下都能够完成预定的作战任务；二是需要设计精良的单兵野战装备和防护装备，保证士兵的生命安全；三是需要有视死如归的战斗精神、顽强的战斗意志、灵活机动的战术技巧，力求必胜。

3. 防护要点　一是配备最新式的单兵作战装备、防护装备，特别是数字化作战装备，提高单兵的全天候作战能力和防护能力；二是加强陆战队员自我保护的训练、野外生存训练、自救互救训练，耐高温、斗严寒、抗眩晕，提高野外生存能力；三是配备高能量的野战食品，保证营养的供应，加强卫勤保障，维护战斗力。

第五节　水警部队的医学防护措施

水警部队是海军驻守远离大陆的岛礁的部队，负责守卫广阔的海疆，生活、战斗的条件非常艰苦。水警部队的不同岗位防护要点如下。

一、主官

水警部队的主官(司令、政委)是主管某一海域的驻守岛礁部队的领导，如西沙水警区、南沙水警区等，负责警戒的海域十分辽阔，任务繁重。水警部队主官的岗位防护要点如下。

1. 岗位特点　一是生活条件十分艰苦，环境恶劣，远离大陆，供给困难，多施行轮换制执勤；二是兵员数量少，警戒海域宽阔，恐惧、孤独、信息闭塞是最大的伤害因素；三是饮用水非常困难，容易发生地区性职业病，如长期饮用窖藏水引起的肾结石。

2. 岗位需求 一是需要挑选大量意志坚强、心理健康的士兵，能够经受住恶劣自然环境的考验，在濒临绝望的情况下仍能生存；二是需要科学的管理技巧，制定多种作战预案，保证在复杂情况下的作战胜利；三是需要上级建立良好的供应保障链，保证部队不出现任何环节的保障缺失。

3. 防护要点 一是制订详细的作战方案，一个岛礁上需要多少人守卫，轮岗的时间是多久，物资如何供应，都要十分明确、具体，落实到位；二是注重思想教育和解决实际问题，注意士兵长期压抑情绪的及时释放，减少身心疾病的发病率；三是加强饮食保障，提高伙食标准，满足营养供应，维护官兵体力。

二、水警人员

水警人员是具体驻守在岛礁上的警卫人员，一般在 3～4 个月的时间轮换，心理变化的过程非常剧烈，需要正确引导和处理。水警人员的岗位防护要点如下。

1. 岗位特点 一是长期驻守在狭小的岛礁上，经受恐惧、孤独、封闭、抑郁的折磨，心理伤害比较严重；二是单一性别的人群，性压抑，复杂的情感难以释放，造成精神苦闷，甚或引发成精神疾病；三是生活极其艰苦，补给困难，淡水缺乏，食物单一，吃不到新鲜蔬菜，常发生多种疾病，影响战斗力。

2. 岗位需求 一是需要不断改善驻地的生活设施条件，丰富生活内容，增加生活的情趣；二是需要不断得到新信息的刺激，获得外界的信息，减少孤独感和压抑感；三是需要良好的医疗条件，保证在疾病和受伤的情况下得到及时、有效的卫勤救援。

3. 防护要点 一是改进后勤供应系统，定期或不定期进行补给，特别是淡水、新鲜蔬菜的足量供应，使生活得到基本保障；二是强化正面教育，加强信息建设，改善文化和通信设施，增加文体活动,活跃情绪,锻炼身体,减轻孤独感,释放不良情绪;三是重点加强卫生设施建设,提高卫勤保障级别,强化心理防护措施,加强疾病监测,安定人心。

第六节　海军航空兵的医学防护措施

海军航空兵是海军的主战兵种,主要是在领海的空域作战、巡逻,保卫领海的安全。海军航空兵部队的绝大多数岗位与空军航空兵的岗位几乎相同,主要的不同岗位防护要点如下。

一、主官

海军航空兵的主官(司令员、政委),是负责管理海军航空兵的岗位,有保卫领海与领空的责任。主官的岗位防护要点如下。

1. 岗位特点　一是海军的机场,大多以沿海地区为主,便于向海上机动作战,作出快速反应;二是海军航空兵的岗位种类多,武器装备复杂,需要综合指挥,统筹安排;三是保障飞行安全是最重要的责任,必须有严格的规章制度。

2. 岗位需求　一是需要高度负责的政治责任心,把机场、飞机及人员的安全防灾放在最主要的位置上;二是需要实战经验,必须是有飞行经历的飞行员才能胜任;三是需要严格的规章制度来规范各级人员的行为,保证飞行安全。

3. 防护要点　一是编制严格的管理程序,实施严格的管理措施,保障飞行安全;二是设置良好的场站保证措施,使不同型号的飞机都能够进入战备状态,加强预警,提高应急能力;三是强化卫生与伙食供应,满足不同人员的营养需要,减少疾病,保持健康。

二、海军飞行员

海军航空兵的飞行员主要在领海的空域飞行。飞行员的岗位防护要点如下。

1. **岗位特点** 一是战斗机飞行员需要长时间的空中飞行,单调的环境,极高的速度,使人容易疲劳、瞌睡,出现失误;二是高加速度的飞行,特别是急转弯时,容易造成腰椎骨折和短暂的晕厥,影响飞行员的正确操作;三是在于海上执勤时非常容易产生明显的天地错觉,导致飞机失事。失事的飞机掉入海里,往往难以找到残骸和人员,负面心理影响比较大。

2. **岗位需求** 一是需要性能优越的新型战斗机,在预警、作战、巡航或遭遇紧急事件时,能快速反应,躲避进攻,保护自己;二是需要经过全面训练、技术精湛的飞行人员,熟练地操作飞机进行作战、巡逻;三是需要良好的后勤保障,保证飞行人员在短时间内复飞,增加空战时间。

3. **防护要点** 一是配备设备良好的飞行员服装,保护全天候作战的飞行员安全;二是配备应急逃生装备,保证遇险飞行员的自救互救与呼唤紧急救援,延长飞行员的野外、水上生存能力,增加获救的概率;三是坚持高营养、高水平卫生保健,维护飞行员的身体健康。

第七节 潜水兵的医学防护措施

海军的潜水兵,是紧急抢救失事舰船的重要岗位,也是科研、探险工作的必要保障。但是潜水工作是危险性极高的岗位。潜水兵的不同岗位防护要点如下。

一、潜水员

潜水员的工作是一项集体活动的重要部分,需要多种岗位的积极协助,否则难以完成任务。潜水员的岗位防护要点如下。

1. **岗位特点** 一是佩戴几十千克重的潜水设备,进出水都需要别人的协助,活动严格受限;二是水中作业,几乎是在黑暗中摸索,全靠指挥船上的指挥,否则容易迷路,造成上浮被错觉为下潜,或平移错觉为下潜,酿成事故;三是快速上浮时会发生减压病,危及生命。

2.岗位需求　一是需要先进的潜水装备,绝对保证在指定的深度中潜水员的生命安全;二是需要完善的潜水保障系统(氧气、信号、水下活动、救援等),使整个潜水过程顺利进行;三是有良好的减压病救援体系,病员会得到及时的救援和医疗,保证生命安全。

3.防护要点　一是潜水员配备合适的潜水器具,保证最后一道安全防线的落实;二是潜水员经常进行潜水事故逃生的演练,学会处置多种意外情况,从中尽快脱险;三是加强潜水保障,进行水下操作的实时检测,减少人员伤亡事故。

二、保障人员

潜水保障人员是保护潜水员安全的主要岗位和基本环节,是潜水员活动的基本平台。保障人员的岗位防护要点如下。

1.岗位特点　一是要统筹安排,在不同气象条件下,搞好多种潜水保障措施的综合实施,避免遗漏,切实保障好潜水员;二是保证潜水船只的安全航行,准确到达指定位置,减少潜水员水中的探测时间;三是提供良好的救助、休息条件,保障潜水员的重复下潜。

2.岗位需求　一是需要制作精良的潜水专用船只,可以进行多种潜水作业的保障;二是需要经过专门培训,能实施多种保障技术的专业人才,确保每次潜水的成功;三是需要多种救援措施,保证遇到紧急情况时能够有效施救,保障潜水员的安全与健康。

3.防护要点　一是制定严格细致的潜水保障措施,切实按程序操作,保证安全;二是加强个体防护,保障人员的自身安全是保证潜水员安全的前提,必须做到万无一失;三是增加营养,注意卫生,减少疾病,维护体力,坚持在岗。

三、高压氧技师

在潜水活动中,贯穿始终的关键物资就是高压氧气。高压氧技师是专门管理氧气制造、供应、使用的岗位。高压氧技师的岗位防护要点如下。

1. 岗位特点　一是高压氧气是易燃易爆物质,防火是首要的措施;二是在使用中,如何保证所供应氧气的浓度,也是高压氧技师的职责所在;三是出现减压病,保证现场及时救助是关键环节。

2. 岗位需求　一是需要有一种可靠的方法来鉴定所供给氧气的含量,是保证潜水员生存的第一个环节;二是需要制作氧气的设备,保持氧气的持续供应,维护人员的安全;三是需要具有医学知识的技师,保证减压病的救治。

3. 防护要点　一是配备性能良好的制氧机,保证预定含量氧气的供应,同时准备氮气等相关气体,做饱和潜水使用;二是检查潜水员使用的氧气瓶的装置和含气量,防止出现漏洞和意外;三是联系好现场与救援部门的沟通、运送方式,一旦出现情况可以使病人得到及时救助。

第八节　两栖部队的医学防护措施

陆军和海军都有两栖部队的编制,要根据作战的需要来使用。主要在登岛、登陆抢滩时使用。两栖部队的不同岗位防护要点如下。

一、车长

两栖部队装甲车辆都是特制的车辆,可以在陆地、水上行进、作战,机动性强,防护作用好,是正在快速发展的兵种。车长是管理一辆战车的岗位,负有保护车辆和人员安全的重任。车长的岗位防护要点如下。

1. **岗位特点**　一是危险性大,在水上行进时,如何保证不沉底,是车长要时刻考虑的问题,因为水上行进的感觉与陆地不同,会使人感到随时会沉没而产生恐惧;二是责任重大,抉择困难,如何决策,需要车长与指挥员保持联系,获得正确的指令后再行动;三是精神紧张,体力消耗大,很容易疲劳。

2. **岗位需求**　一是需要新型的数字化两栖装甲车,保证抢滩作战的需要;二是需要多种性能优良的通信工具,保持任何条件下的信息沟通;三是需要经过系统训练的政治坚定、军事过硬、技术优良的专业人才,担当重任。

3. **防护要点**　一是进行必要的心理咨询,在完成任务时,注意减轻心理负担防止抑郁症;二是熟练掌握战车的性能,灵活处置各种问题,特别是水中行进时做到心中有数,减少误差;三是搞好团结,使小集体保持健康向上的积极情绪,保持高昂的斗志。

二、驾驶员

两栖装甲车的驾驶员是关键的岗位,因为在水中的恐惧心理最先出现,进而影响到其他成员,造成意外。驾驶员的岗位防护要点如下。

1. **岗位特点**　一是要在振动、噪声和浑浊的空气中完成驾驶任务,难度非常大,常引起相应的职业病;二是在水中特别是在海中行驶时,晃动的水面会让人产生眩晕的感觉,翻动的浪花会误认为掉入水下,产生恐惧心理;三是精神紧张,体力消耗大,会产生疲劳性休克。

2. **岗位需求**　一是需要舱室舒适的两栖装甲车,减轻作业劳动的强度,减少驾驶的疲劳感;二是需要良好的减震、抗噪声的个体防护装备,保护身体和听觉器官;三是需要增加营养,改善伙食,保证能量的供应,减少疾病的侵袭。

3. **防护要点**　一是配备合适的个人防护装备,减少噪声、振动引起的职业病,维持战斗力;二是进行水中心理训练,减轻错觉和恐惧心理,减少不必要的心理负担和操作失误;三是按照相应的卫生标准设计战车,按有关的营养标准提供饮食,保证驾驶员的身体健康。

第九节　航空母舰部队的医学防护措施

航空母舰被誉为"游动的国土",因为庞大的舰体是成千上万名军人的生活与战斗平台,还要进行远距离的作战、保护自身的安全,是一个兵种复杂的复合体,有众多的作战岗位。其中,有许多岗位与水面舰艇或空军航空兵的编制基本一致,就不再详述。这里主要介绍一些航空母舰独特存在的作战岗位。

一、舰长(政委)

舰长(政委)是航空母舰的指挥官。在几万吨庞大的运动国土上,舰长指挥一切,也是一名准外交官。航母是一个军人岗位众多、技术复杂的作战单元,对指挥员的要求是非常高的,如航母舰长必须是一个海军飞行员或海军空勤军官,具备相当的舰载机起降经验,在两栖攻击舰运输船等大型舰艇上担任过舰长,并通过2年的航母舰长培训,具备相当的战略素养或国际法知识。航母舰长的岗位防护要点如下。

1.岗位特点　一是技术复杂的航母,需要理论扎实、经验丰富、阅历较多的舰长,保证航母的安全与运行;二是众多的作战岗位,需要舰长有综合协调、指挥能力,保证作战任务的顺利实施;三是航母的后勤供应是一个复杂的工程,需要舰长的身体健康,有连续作战的精力。

2.岗位需求　一是需要有装备精良、武器先进、供应充足的航母舰艇,保证能够实施正确指挥、合理保障;二是需要有良好的有线与无线通信设施,保证作战信息的沟通与实施;三是需要有素质较高的士兵,保证指挥员的命令能够落到实处,作战行为落实在具体岗位上。

3. **防护要点**　一是注意航母的饮食卫生和医疗救护工作,保证全体成员的身体健康,维护作战能力;二是注意航母的安全措施落实到位,尽量避免出现意外情况,确保战斗的顺利实施;三是注意思想政治工作、宗教事务工作和心理防护工作,减少人员的不安定因素,提升战斗力。

二、飞行员

在航空母舰上,舰载机飞行员(及领航员)是重中之重。因为在航母上离不开舰载机,一旦远离本土,预警、反潜、攻击等作战行动范围受限。所以,舰载机飞行员工作状态直接关系到航母战斗力。航空母舰舰载机飞行员的岗位防护要点如下。

1. **岗位特点**　由于海天环境复杂,事故风险系数大于空军飞行员和航天员。一是跑道短、起飞难,舰上跑道长度是陆地的 1/6,起飞为弹射式,几十吨的战机要在 3 秒钟内加速到每小时206km,飞行员承受 5G 的加速度,会出现视觉障碍;二是技术复杂、降落难,从空中看航母只有邮票大小,要高速度对准航母降落,还要钩住拦阻索(可以使 30 吨的飞机以每小时 260km 速度降落后滑行 92m 停住),实在是难度太高,被称为"刀尖上的舞蹈";三是容易在飞行中产生错觉,因为没有地面参照物,飞行员经常会觉得自己的直觉比仪表更可靠,在海天一色中产生错觉,直接冲向海面。

2. **岗位需求**　一是需要高素质飞行员,必须是专业学士学位或海军军官学校毕业的军官;二是严格筛选,经过航空选拔系列基础测试,如数学、语文、机械教程、航空航海、立体空间认知及航空兴趣等,一系列生理、心理测试和背景测试,判断是否适合飞行生活;三是飞行训练,有专门的航空基础、航空生理学、引擎和航空术、海上生存、夜间飞行、特技飞行等,最后进行专项训练,根据机型进行不同的驾驶训练,都需要 100 小时以上。因为海军飞行员需要在执行任务时以完成任务为中心,自己决定如何攻击敌方目标,训练时要求灵活处置,不像空军飞行员没有命令不准动。

3. 防护要点　一是采取必要的医学防护措施,保证维护飞行员的身体健康能够胜任海上的复杂飞行生活;二是装备性能良好的作战服装和急救装备,保证飞行员在任何情况下都能够生存,包括野外生存的装备;三是需要其他的辅助设施帮助飞行员安全降落,如光学助降系统(由灯光组成,根据不同颜色的光束,就是闪光信号棒的灯光判断高度和角度)、助降雷达(是舰载雷达系统的一部分,在复杂条件下引导舰载机降落)、激光助降(通过激光束引导飞行员准确降落)。

三、移动信号灯人员

航空母舰的舰载机升降,主要靠移动的信号灯人员提供导航灯光。信号灯人员的岗位防护要点如下。

1. 岗位特点　一是手持变色的信号灯,站在飞机跑道的旁边,关注着飞机的起飞和降落,损伤眼睛,危险性比较高;二是长时间的站立工作,伴随着起降飞机巨大的引擎轰鸣声,精神非常紧张,常罹患疲劳综合征;三是室外作业,还要经受风吹雨淋、酷暑严寒的洗礼。

2. 岗位需求　一是需要有明显标记的工作服和高质量的信号棒,使舰载机驾驶员能清晰地看到和躲避;二是需要增加营养,增强体质,满足体力消耗的需要;三是需要预防疾病,防止晕船,减少职业病。

3. 防护要点　一是配备制式的个体防护服和信号棒,在飞机起降时都能够起到警示作用,避免意外;二是增加营养,补充一定量的维生素 A、维生素 B,减少眼部疾病,维护战斗力;三是加强医疗保健,防止疲劳、晕船,减少非战斗减员。

四、飞机固定人员

在航空母舰上,对降落在甲板上的战斗机进行必要的固定,是一项专门的岗位和技术。飞机固定人员的岗位防护要点如下。

1. 岗位特点　一是以手工为主进行固定,属重体力劳动工作,消耗体力非常大,影响健康;二是需要一定的固定技巧和经验,保证飞机固定得牢靠,防止滑动事故;三是接触钢缆、绳索、平衡物等设备,容易受到伤害,造成外伤。

2. 岗位需求　一是需要简便、科学的固定飞机专用设备,减轻人员的劳动强度;二是需要经过培训的专门人才,熟练掌握固定飞机的技术,减少损失;三是需要注意人员的身体健康,减少疾病侵害。

3. 防护要点　一是研究专门的飞机固定装备,配套使用,简化程序,提高效率;二是完善个体防护装备,增加安全系数,减少职业伤病情况;三是改善伙食,满足职业岗位的营养需要,保证士兵的身体健康。

第8章 空军职业的医学防护措施

空军是一个多兵种组成的军种,涉及航空兵、空降兵、地勤部队、导弹部队,还有轰炸、侦察、运输、后勤等部队。空军的医学防护问题,主要涉及空中晕厥、腰扭伤、坠落等的救护。

第一节　航空兵部队的医学防护措施

航空兵部队是空军执行空中作战任务部队的总称,主要组成是飞行员和领航员、地勤人员等,保证作战的各种需要。航空兵部队不同岗位的防护要点如下。

一、飞行员

飞行员是航空兵部队的精英,是空中作战的核心人物,本身素质决定着战争的胜败。在飞行表演时,还要保持"距离不差一米,时间不差一秒"的严格要求。飞行员的岗位防护要点如下。

1. 岗位特点　一是飞行是非常辛苦的工作,一名飞行员要连续飞行 10 个小时左右,飞行中的孤独与无聊,经常会让人打瞌睡,所以会发生误炸、误伤的现象;二是快速飞行还会对身体造成伤害,尤其是高加速度的伤害最明显,还会发生晕厥、腰部扭伤等飞行员疾病,高空缺氧也是危害因素,如 1953 年的空战中,王海的飞机被打坏只好在 8 000m 处跳伞,甩掉氧气面罩后出现缺氧导致剧烈呕吐、昏迷,在 4 000m 处才恢复知觉;三是最优秀的飞行员还要兼职驾驶"无人机",这在美国是非常重要的任务,也是飞行员的一项新任务。

2. **岗位需求**　一是需要高营养饮食,保障飞行员在空中的活动需求;二是需要维护飞行员在空中的生命安全,需要充足的供氧,还有弹跳设备便于逃生;三是需要设计合理的飞机,符合人员的生存环境,符合作战要求,达到作战快速、准确。

3. **防护要点**　一是每次上天前都要检查,保证氧气供应,将氧气瓶的有限供氧改为制氧机的无限供氧,不间断提供氧气;二是保证生命系统,不仅是飞行员的服装系统,还是驾驶舱内的急救系统以及遇到危险时的逃生系统,都要健全、有效,随时更新;三是保证通信联络,及时随行作战,发生伤病要及时沟通,防止误判。

二、领航员

歼击机、运输机、侦察机、轰炸机的领航员,指挥高空飞行比较复杂,需要非常熟悉所要经过地区的地形、地貌,遇到紧急情况能果断进行处理。领航员的岗位防护要点如下。

1. **岗位特点**　一是作战时飞机始终处于动态的瞬间万变中,如何保证飞行安全、顺利到达目的地,是领航员第一位的任务;二是必须非常熟悉自己的业务工作性质,能够处理遭遇的紧急事件,减少飞机的损失;三是注意加强营养,保持健康的体魄,保存战斗力。

2. **岗位需求**　一是需要经过专门的院校技术培训,持证上岗,要熟悉作战意图、了解战区的地形,确保完成领航任务;二是需要完善的自动导航系统,保持与地面指挥部进行及时沟通,随时取得必要的支持和提醒,为顺利完成预定计划奠定基础;三是需要加强个体防护,保持良好的精神状态和体力,避免意外,保证完成所赋予的作战任务。

3. **防护要点**　一是加强个体防护,装备完善的飞行人员服装,配备人员遇险生存的急救包及武器,保证一定的生存时间,为救援奠定基础;二是注意加强营养供应,高空作业体力消耗大,需要高营养的及时补充,保持体力;三是注意加强卫生防护,空中紫外线照射强,身体容易受到伤害,要有必要的防护措施。

第二节 地勤部队的医学防护措施

地勤部队是保障飞行员作战飞行的所有人员的总称,有许多岗位组成,相互关系密切,只有密切协同,才能做好飞行保障工作。地勤部队的不同岗位防护要点如下。

一、航站站长

机场或航站的站长是负责管理整个机场的主官,通常都是师、团领导担任,从作战保障到后勤保障,都需要统筹安排,合理组织,精确实施。站长的岗位防护要点如下。

1. 岗位特点 一是担负的责任重大,军队诸多武器装备财产和官兵人身安全系于一身,需要高度的政治责任心,心理压力大;二是兵种多、人员多,岗位多,必须统筹安排,合理规划,才能胜任,保障难度大,工作头绪多;三是防治疾病特别是传染病,是一项保护人群健康的重要工作。

2. 岗位需求 一是需要编制合理、装备齐全的新型场站,打下飞行保障的物质基础;二是需要各类专业人才,保证实施有效的具体保障工作;三是需要严格的规章制度,维护机场的惯性运行。

3. 防护要点 一是进行能级管理,各在其位,各司其职,各负其责,保证有序保障,减轻工作压力;二是抓住主要矛盾,解决关键问题,形成协调发展的态势,减轻心理压力;三是加强体育锻炼,注意劳逸结合,减轻身体压力。

二、制氧人员

空军机场的制氧人员,是保证飞行员在空中期间不间断氧气使用的关键岗位,关系到人员的安全和作战。制氧人员的岗位防护要点如下。

1. 岗位特点　一是氧气为易燃易爆气体,在制作过程中需要加强防火措施,杜绝火灾;二是在高原的机场工作,容易患急、慢性高原反应,对身体的损害较大;三是在制作过程中,容易发生化学物质烧伤。

2. 岗位需求　一是需要不断改进制氧技术,将有限给氧技术转换成无限给氧,使飞行员的生命保证增大系数;二是需要创新,如何正确判断出高纯度氧的含量,是一项需要改进的实用技术;三是需要掌握高原制氧技术,这是保证高原机场氧气供应的关键技术。

3. 防护要点　一是严格按照制作程序操作制氧,执行相关的卫生标准,保证氧气的质量;二是加强环境和个体防护,杜绝火灾,减少不必要的伤亡;三是注意卫生,预防疾病,增进健康。

三、飞行管制员

空军的飞行管制人员,是管理军用与民用飞机飞行秩序的岗位,是保证飞行安全有序的关键环节。飞行管制员的岗位防护要点如下。

1. 岗位特点　一是长期观看监视器的荧光屏,对眼睛损伤比较大,容易发生视觉疲劳;二是在紧张的气氛中协调飞行,多引起精神紧张,睡眠不好,导致神经衰弱;三是长期坐位工作,易引起腰腿痛、下肢静脉曲张等疾病。

2. 岗位需求　一是需要经过专业培训的技术人员,熟练掌握空中管制程序与技巧;二是需要新型的空中飞行管制技术平台和软件,提升自动化水平,提高工作效率和准确性;三是需要加强工作环境的控制,减少电磁波的伤害。

3. **防护要点**　一是增加空军管制人员的复合维生素供应,保护眼睛;二是实行科学的轮班制,减轻疲劳症状,维护健康;三是加强人机工效学研究,研制更适合人体生理特点的科学、合理的导航装备,提高工作效率。

四、机械师

航空兵的机械师是维护飞机的主要人员,是保证飞机安全飞行的关键岗位之一。在运输机、侦察机、轰炸机、客机上,会有机械师随机飞行,以保障飞行安全。机械师的岗位防护要点如下。

1. **岗位特点**　一是维护飞机的正常运转状态,需要对飞机的每一个零件都非常熟悉,从微小的异常声音中辨别出问题所在;二是要经常在严寒酷暑的考验下,尽快找到飞机毛病的症结,恢复飞行;三是高原的机场,机械师还要应付高原反应的伤害。

2. **岗位需求**　一是需要经过专门培训的技术人才,能应付不同型号飞机的维修和保养;二是需要适合多种型号飞机维修的专用工具,提高监测和维护的效率;三是需要健康的体魄,能适应恶劣的自然环境和繁重的体力劳动。

3. **防护要点**　一是加强个体防护,配发防护服,保证野外的维修工作顺利进行;二是加强防火、防爆、防冻伤、防高温的工作,减少伤残率;三是注意加强营养,调剂伙食,搞好卫勤保障和服务。

五、地面观察人员

对飞机的起降情况,机场地勤人员有专门的观察人员,及时掌握飞机的飞行状态。地面观察人员的岗位防护要点如下。

1. **岗位特点**　一是野外作业,全天候保障,遭受的伤害因素比较多,易患疾病;二是长期站立工作,主要患的是腰腿痛、中暑、冻伤等疾病;三是夜间频繁的强灯光刺激,损害眼睛和视力。

2.**岗位需求**　一是需要配备多种性能优良的远视观察工具，以便及时发现目标，发出警戒信号；二是需要责任心强的人员，热爱观察工作，下功夫研究机场周围的环境，能及时发现飞机的异常状态及声音，减少损失；三是需要增加营养和维生素，保持身体的最佳状态。

3.**防护要点**　一是现场设立一定的遮阳、防雨设备，减少对人员的自然伤害；二是配备制式的望远镜等观察装备，提高工作效率；三是切实加强卫勤保障，贯彻相关的卫生标准，维护身体健康。

六、航空军医

空军场站的航空军医，是保证飞行员身体健康，决定飞行员能否上天飞行（即停飞权）的关键岗位。由于权力与责任是平行的，所以航空军医的心理压力非常大。航空军医的岗位防护要点如下。

1.**岗位特点**　一是要对所保障的飞行员进行全面体检，决定是否能够飞行，是否会发生人员事故，责任重大；二是对飞机上供应的氧气进行检测，确定氧气的含量是否充足，这决定着飞行员的生死存亡，危险系数最高；三是飞行员降落后，要进行体检，决定是否发生了疲劳或相关的飞行疾病，如晕厥、腰扭伤、昏迷等，以便急救。

2.**岗位需求**　一是需要经过专门院校培训的航空军医，持证上岗，确保飞行员安全；二是需要配备有先进、完备的飞行员生理、心理的监测仪器，及时发现病理状态，给予处理；三是需要有国家军队标准认可的氧气含量监测仪器，确保对氧气含量的准确判断。

3.**防护要点**　一是尽可能制定严格的体格检查标准和检查程序的规定，实行科学管理，减少人为的判断因素，避免失误。二是实行轮换修养制，保证航空军医每年有一定的休息时间，缓解沉重的心理压力;三是加强锻炼,增强体质,保持身体健康。

七、伞勤兵

"伞勤兵"是专门在机场捡战机抛下的阻力伞的岗位,技术含量不高,也不复杂,却是需要反复去做的体力活。"伞勤兵"的岗位防护要点如下。

1. **岗位特点** 一是室外作业,强烈的阳光、高温是最大的伤害因素;二是危险性高,在两架战斗机降落的空隙间作业,要求速度快、准确,实际是在和飞机赛跑;三是属于重体力劳动,一天要跑十几个来回,体能消耗极大。

2. **岗位需求** 一是需要强壮的体魄,适应室外高温下的强体力劳动;二是需要有短跑运动员百米冲刺的速度,飞机起降间隔缩短就更要加快速度,还要不时观察后面飞机的距离;三是需要掌握熟练的"捡伞"技巧,缩短跑步"捡伞"的时间,确保人员和飞机安全(飞机腹部进气结构对跑道要求高,如果伞被吸进气道,后果不堪设想)。

3. **防护要点** 一是作业服装要简洁、舒适,适合跑步活动穿着;二是经常练习定位跑步,计算时间,达到最佳状态,杜绝丢伞率;三是改善伙食,增加营养,增强体质,预防疾病,保证工作时饮用水的供应,防治中暑或虚脱。

第三节 空军雷达部队的医学防护措施

空军的雷达部队是为飞行提供气象信息和导航的岗位。多建在高山之上,环境条件非常恶劣,交通不便,人烟稀少,对人体的伤害比较明显。空军雷达部队的不同岗位防护要点如下。

一、空军雷达兵

雷达兵是直接管理、操纵雷达进行空域监视的岗位,对所有发现的目标都要进行甄别、排除或确认,向上级提出建议,保证飞行的安全。雷达兵的岗位防护要点如下。

1. 岗位特点　一是多数驻扎在高原、高寒或沙漠地区,恶劣的环境考验直接伤害人体,导致疾病;二是雷达的高能量微波,对人体的神经系统、生殖系统伤害极大;三是长期监视荧光屏,对视力损伤严重。

2. 岗位需求　一是需要良好的建筑,保护雷达的安全,同时,让人员的生活、工作环境好一些;二是需要良好的防护装置,减少高能微波对人员的损害;三是需要经过正规培训的技术人员,提高雷达监视的效果,正确导航。

3. 防护要点　一是在工作时间,人员要穿戴特别制作的防护服,保证身体的健康;二是雷达开机后的发射范围内,尽量减少人员的活动;三是增加营养,补充维生素和必要的药物,减轻微波对人体的损害。

二、气象人员

利用气象卫星或雷达,准确判断未来战场上空的气象条件,是空军气象人员的岗位职责。气象人员的岗位防护要点如下。

1. 岗位特点　一是居住在环境条件较差的地区,环境因素对身体的伤害比较大;二是长时间在雷达屏幕前工作,对眼睛和神经系统产生负面影响,导致神经衰弱、失眠等疾病;三是电磁波、微波对人体伤害,会造成一些人体功能的直接损害。

2. 岗位需求　一是需要良好的气象卫星,以便获得高清晰的图像,正确决策;二是需要操作熟练的气象专业技术骨干,保证对气象分析结果的可靠性、准确性;三是需要良好的卫勤保障,使边远地区的官兵得到及时的医疗。

3. 防护要点　一是切实有效的个体防护装备是防护的重点,必须保证人员的安全;二是加强人机工效学的研究,科学设计屏幕桌面,减少人员的疲劳感;三是增加营养,改善伙食,提高健康水平。

三、雷达工程师

作为一种机械,雷达出现故障是司空见惯的事情,空军的雷达工程师是保证雷达正常运转的关键岗位。工程师的岗位防护要点如下。

1. 岗位特点　一是野外工作多,要在崇山峻岭之中维修高大的雷达,是一件很危险的工作;二是攀爬作业,经常会发生意外情况,造成伤害;三是带电作业,必须防止电磁波对人体的伤害。

2. 岗位需求　一是需要性能良好的新型雷达,便于维修,减少故障率;二是需要经过院校训练的技术人才,持证上岗,确保雷达的正常运转;三是需要适当的有效防护措施,减少伤病。

3. 防护要点　一是防护服是第一道防护措施,可以有效阻隔微波的侵害;二是建筑防护,做到形成人工屏障,保护人员安全;三是加强医疗保障工作,积极预防疾病,维护官兵健康。

四、雷达站哨兵

空军雷达站的哨兵,是保护雷达安全的最外围防线,工作条件非常艰苦。哨兵的岗位防护要点如下。

1. 岗位特点　一是野外作业,主要是经受恶劣环境的考验,如缺氧、寒冷、大风、雷电等直接危害;二是长期站立,最典型的职业病就是腰腿痛、关节炎、冻伤等;三是信息闭塞,生活单调,感到孤独、抑郁,心理疾病多。

2. 岗位需求　一是需要为哨兵提供条件较好的哨位设施,减少环境的伤害;二是需要增加文体活动的种类,活跃气氛,缓解心理压力;三是需要卫生、军需的照顾,在服装上、医疗上得到保障。

3. 防护要点　一是建立固定的、设置屏障的哨位,避免哨兵受到自然环境的直接伤害;二是定时换岗,避免一个人长时间执勤,以免造成人体生物钟的紊乱;三是加强个体防护装备的完善,增加营养,增强体质。

第四节 运输机部队的医学防护措施

空军的运输机部队,是运输军用物资或兵员的部队,在飞机上,主要由飞行员、机械师和物资管理人员组成团队,完成相应的任务。运输部队的不同岗位防护要点如下。

一、运输机飞行员

运输机飞行员,不仅要保证飞机本身的安全,还要注意所装载货物的安全。运输机飞行员的岗位防护要点如下。

1. 岗位特点 一是运输机飞行时间通常都比较长,飞行员容易出现视觉疲劳、困顿等过度疲惫现象;二是由于装载了大量的货物,如何保持飞行的相对平稳,就成了考验飞行技术的关键环节;三是在飞行中,还要不时躲避敌方的突然攻击,保证飞行安全,造成精神紧张,易出现失误。

2. 岗位需求 一是需要性能良好的新型运输机,功能齐全,便于操作,安全系数高;二是需要经过技术改装的专门培训,持证上岗,熟练掌握飞行技巧,保证安全;三是需要做好医疗保健工作,合理安排休息,保证体力与精力。

3. 防护要点 一是做好必要的个体防护,穿戴制式服装,防止缺氧、失重等空中意外的发生;二是加强休息时的生理、心理指标的连续检测,保证充足的睡眠和体力,保证飞行;三是改善伙食,调剂营养,注意卫生,维持强壮的体格。

二、物资管理人员

在运输机上,有专门管理物资的人员,保证货物的存放与交接。物资管理人员的岗位防护要点如下。

1. 岗位特点 一是负责物资的来源、保管、运输和交接,保证货物的安全;二是在固定所运载的货物时,必须有牢靠的固定方式,与飞机连为一体,防止滑落、失去平衡等事故;三是对于易爆易燃等军用物资,要有相应的预防和处理对策。

2.岗位需求 一是需要良好的飞机货物固定装置,保证货物的切实固定;二是需要经过培训的专业人才,熟悉货物的性能、包装盒运输特点,维护安全;三是需要卫勤急救设备,便于紧急情况下自救互救。

3.防护要点 一是针对不同货物,提出相应的空中运输方案,确保安全,减少损失;二是人员的个体防护要加强,在空中遇到险情,首先要保证人员的绝对安全;三是加强体格检查,患有疾病时尽量不要登机作业。

第五节 轰炸机部队的医学防护措施

轰炸机部队是专门轰炸敌方战略、战役目标的重要岗位,是为地面部队行动提供战场保障的一种方式,为战争胜利作贡献,轰炸机部队不同岗位的防护要点如下。

一、轰炸机飞行员

轰炸机飞行员,是执行轰炸任务的关键人物,既是驾驶员,也是战斗员。在战斗中,按照预定的方案,飞行到预定区域,进行准确轰炸,保证轰炸效果。轰炸机飞行员的岗位防护要点如下。

1.岗位特点 一是在现代战争中,轰炸都是按照预定的软件程序进行,类似于玩游戏机的感觉,飞行员只是到达预定区域,按下预定的按钮就可以了;二是战争中,轰炸机的飞行依然受到敌方导弹的威胁,需要在取得制空权的情况下进行;三是轰炸必然造成伤亡,会对飞行员造成负面心理刺激,可能影响一生。

2.岗位需求 一是需要性能先进的新型轰炸机,确保每次轰炸任务的成功;二是需要经过专门培训,熟悉轰炸技术的飞行员,保证精确打击;三是需要完善的卫生保健工作,维护飞行员的安全。

3. **防护要点**　一是穿戴个体防护装备,保证飞行的安全;二是建立严格的体检和飞行制度,实时检测飞行员的身体状况,尽量避免因身体因素造成事故;三是强调利用增加营养来调节飞行员的身体条件,避免利用药物(如抗晕药、镇静药)来改变飞行员身体状况。

二、武器管理人员

轰炸机的武器管理人员,在地面时负责按要求加装武器,随机飞行时要保证武器的正确使用、有效打击。武器管理人员岗位防护要点如下。

1. **岗位特点**　一是管理武器弹药,是危险性非常高的职业,必须严格遵守操作程序;二是为飞机安装导弹、炸弹等武器,是体力活,也是一项技术性很强的工作,必须反复验证装载是否正确,确保无恙;三是弹药不慎外泄,对人体有伤害,要尽量避免。

2. **岗位需求**　一是需要包装合理的弹药,便于运输、存放和装载,减少飞机"挂弹"的时间;二是需要熟悉弹药的专业人员来管理,确保弹药的安全;三是设置良好的医学急救设备和战位盒,保证救护使用。

3. **防护要点**　一是制定严格的防火、防爆措施,保护弹药的绝对安全;二是制定专人操作,要穿戴必要的防爆服装,再进行有关弹药进出库的操作;三是出现意外情况,要及时进行急救,减少伤残。

第六节　侦察机部队的医学防护措施

侦察机部队是负责在空中侦查战场上敌人阵地的实际情况,编制情报,向上级提出行动建议的岗位。侦察机部队不同岗位的防护要点如下。

一、侦察机飞行员

侦察机的飞行员,主要是驾驶电子侦察为主的飞机,在预定的空域进行相关的侦察活动。侦察机飞行员岗位防护要点如下。

1. 岗位特点　一是要根据情报的需要,降低或提升飞行的高度,在敌人的火力范围内,在战场上危险性比较高;二是强大的电子设备,产生磁场、微波等对人体有害的电磁波;三是长时间驾驶,晕厥、腰腿痛等疾病伴随而来。

2. 岗位需求　一是需要性能良好、隐身的新型电子侦察机或无人侦察机,尽量减少人员的伤亡;二是需要经过专门训练,熟悉侦察技术的飞行员,便于与侦察人员的配合;三是需要良好的医学保障,减少职业病的困扰。

3. 防护要点　一是驾驶舱最好有一定的电子屏障设备,保护飞行员的安全;二是人员的服装,一定要能够减少电磁波的伤害,维护健康;三是调剂伙食,增加维生素供应,预防疾病,维护身体强壮。

二、地图人员

侦察机上的地图人员,主要是进行侦察后的标图工作,保证侦察结果及时体现在军用地图上。地图人员岗位防护要点如下。

1. 岗位特点　一是在动荡的飞行器里,长时间盯着地图标记侦察情况,对视觉的要求比较高;二是电磁波的持续干扰,对身体伤害明显;三是长时间坐着工作,造成颈椎、腰椎受压,形成腰腿痛等疾病。

2. 岗位需求　一是需要比例较大的电子地图,能够清楚地进行标注、修改;二是需要事业心强的地图专业人才,在时间紧张的情况下做到忙而不乱;三是需要保护好眼睛,减少颈肩及腰腿痛等疾病的发生。

3. 防护要点　一是补充必要的复合维生素 B 和维生素 A,有效防治眼睛疾病,减少视觉疲劳;二是服用必要的防晕药物,减轻飞机颠簸对人体的不利影响;三是合理安排时间,避免长时间在电脑前作业,缓解紧张心理。

三、情报人员

在侦察机上的情报人员,是实施侦察任务的主角,要不时将得到的现场情报进行记录、对比、分析,提供给上级决策部门。情报人员岗位防护要点如下。

1.岗位特点　一是大量的案头文字工作,加班加点,常常被弄得头昏脑涨、神经衰弱;二是现场的实况视频,要与已有的资料进行对比,判断差异,寻找变化,找出有用的信息;三是要从中能够发现假目标,防止被误导。

2.岗位需求　一是需要高性能计算机,数据庞大的软件系统,便于进行预设与现实情况对比;二是需要经过情报专业培训的人才,熟练掌握情报知识,加快情报的分析与判断;三是需要良好的医学保障、心理疏导、饮食调理,缓解心理压力,提高工作效率,保证身体健康。

3.防护要点　一是在侦察机内,要设专门的情报分析室,集中力量对得到的情报进行分析,作出判断,缩短所需时间;二是加强情报人员的体格检查,发现不适合空中作业的疾病,要及时调离有关岗位;三是减少观屏时间,服用复合维生素,加强对眼睛的保护,减少视觉疲劳。

第七节　油料部队的医学防护措施

油料部队,不论是在陆军、海军、还是空军部队,要采取多种方式,保证车辆、装备、飞行器的油料供应,保证作战的顺利实施。油料部队的岗位防护要求如下。

一、油料员

油料人员是管理军用油料的岗位。负责相关油料的研究、购置、保管、输送、供应。油料员岗位防护要点如下。

1. 岗位特点 一是油料属于易燃易爆物资，保管、运输要求的条件非常高，防火是第一目标；二是油料是对人体有毒、有害的物质，在空气中浓度较高时对人体产生伤害，爆炸时发生烧伤；三是在野外为军用装备加油时，要经受自然环境如高原、寒冷、炎热、沙漠、海洋等的影响，损害健康。

2. 岗位需求 一是需要研究不同型号的新型油料，以适合不同的作战装备使用；二是需要经过专门训练的油料专业人才，保证供应油料时在不同环节的绝对安全；三是需要良好的医疗卫生保障，减少对人体的伤害。

3. 防护要点 一是配发个体防护装备，保证操作人员的绝对安全；二是制定严格的油料管理规章制度，切实防火、防爆，保证油料的绝对安全；三是配置必要的医学设施，加强对烧伤、炸伤的救护，减少伤残。

二、加油车驾驶员

在对陆地一些军事装备加油时，需要由加油车将油料拉到预定地点，进行油料加注，确保军事装备的正常运转。加油车驾驶员岗位防护要点如下。

1. 岗位特点 一是驾驶油罐车，不论在战时还是平时，都需要严格的防火措施，杜绝事故；二是长途驾驶车辆，还要承担油料人员的职责，对相关军事装备进行加油，对于体力和心理耐力都是一种考验；三是驾驶疲劳、腰腿痛、外伤等也是油罐车驾驶员的常见病。

2. 岗位需求 一是需要防火、防静电、防雷击性能良好的油罐车，确保运输途中的安全；二是需要专门培训既是驾驶员、也是油料人员的复合型人才;三是配备战位急救包、烧伤相关的医疗设施,保证急救需要。

3.防护要点　一是切实落实油罐车辆的防护措施,保证油料的安全;二是个体防护措施要落实,在工作时着油料防护服,减少伤害;三是个人急救装备和呼救装备都要到位,便于需要时使用。

三、加油机飞行员

加油飞机是空军的新机种,负责为战斗机、侦察机等飞机实施空中加油,延长续航时间,扩大巡航半径,提高战机的机动性能。加油机飞行员岗位防护要点如下。

1.岗位特点　一是加油机相当于一只空中油罐,在战场上是敌人的重点攻击目标,危险系数高;二是加油机往往是在战区内为战机加油,不确定因素多;三是驾驶员既要驾驶飞机,还要熟悉空中加油的技术,难度非常大。

2.岗位需求　一是需要现代化的新型加油飞机,保证实施全天候的空中加油,确保作战;二是需要经过专门培训的空中加油技术人才,更需要对飞行员进行专门培训,保证空中加油的成功率;三是需要进行军事掩护,采取必要的防护措施,保证加油飞机的空中安全。

3.防护要点　一是把握好两架飞机的最佳接触点,保证输油管线的良好结合,减少油料的浪费;二是采取防护技术,保证飞机上油料的安全,杜绝事故;三是做好医疗准备,在出现伤病员时能及时救助,防治疲劳驾驶,维护身体健康。

第八节　飞行试验部队的医学防护措施

空军的飞行试验部队,是对新型飞机进行各种性能试验的兵种,是大批装备部队前的实战试验。飞行试验部队的岗位防护要点如下。

一、试验飞行员

试验飞行员也叫试飞员,是一种具有极高危险性的岗位,为飞机试飞是新型飞机必须要通过的关键试验,不合格就不能装备部队。试验飞行员岗位防护要点如下。

1. **岗位特点** 一是试飞从起飞开始就意味随时会发生机毁人亡的事故,对生命的威胁等级最高;二是新飞机在空中发生意外或事故,飞行员的正确处置是保住飞机或人员的唯一途径,绝对没有第二次;三是飞机本身的机械故障,在空中会危及飞行员的安全,弹跳设备有时候也会失灵。

2. **岗位需求** 一是需要设计精良、安全可靠的新型飞机,尽量减少在空中试飞的危险性;二是必须培训专门从事试飞的飞行员,多次从危机中脱险的飞行员,无疑是最优秀的飞行员;三是需要设备齐全的医学保障措施,在飞机故障时仍可发挥救援作用,把人的安全设为第一要素。

3. **防护要点** 一是性能良好的弹射设备,保证低空飞行员的顺利逃生;二是性能良好、设施完善的个体防护装备,保证飞行员脱离飞机后的空中生存时间和概率;三是飞行员进行必要的心理测试和疏导,克服恐惧心理,缓解心理压力,维护身体的正常活动。

二、设计人员

飞机的设计、制造人员,是最熟悉飞机的人员,必须在试飞的现场,或跟随飞行员上天试验,随时观察飞行状态,调整设计、制造方案。设计、制造人员岗位防护要点如下。

1. **岗位特点** 一是上天试飞,就要经受飞行员一样的死亡威胁;二是在地面观察飞机的飞行,看能否达到设计要求,有时候需要长时间寻找事故的原因;三是频繁出现故障,所遭受的心理压力巨大,易患疾病。

2.岗位需求　一是需要有借鉴的图纸或样机,减少设计的弯路;二是需要经过专门培训,熟练掌握飞机设计技巧的人才,减少成本;三是需要试验场提供优秀的试飞员,为试验成功增加保险系数。

3.防护要点　一是接受心理疏导,在心理上要有充分的认识,飞机的设计成功与失败都有可能出现,要减少心理负担;二是按要求着有效防护服装,减少不必要的外在伤害因素,确保试验的顺利进行;三是采取必要的医学防护技术,防止疲劳,保证体力。

第九节　空降兵部队的医学防护措施

空降兵部队是空军的地面作战部队,具有高度机动性和较强的作战能力。包括伞兵、叠伞员、特种侦察兵、装备兵和卫生兵等,以空投的方式投放到作战地域,实施精确打击。空降兵部队的不同岗位防护要点如下。

一、伞兵

伞兵是携带降落伞空投到敌人后方,进行作战的人员。

就空降兵部队来说,伞兵的岗位防护要点如下。

1.岗位特点　一是空中跳伞,是第一个要克服的心理障碍,"新兵怕出舱、老兵怕落地",就是典型事例;二是快速落地,是第二个要克服的心理障碍,因为需要很好的接地技巧,才能够减少脚踝的扭伤或摔伤;三是展开,是第三个要克服的心理障碍,因为降落的地面不一定是事先预定的地域,需要尽快确定方位,找准方向,快速奔向集结地点,投入战斗。

2.岗位需求　一是需要运输机飞行员掌握好飞行的高度、方位,便于伞兵跳伞;二是需要性能良好的降落伞,技术过硬的叠伞员,保证跳伞的绝对安全;三是需要及时、有效的医疗救护,保证在空中、地面都得到紧急医疗。

3.防护要点　一是反复训练，熟练掌握跳伞到落地的每一个细节，确保安全；二是进行有效的卫勤保障，对心理障碍、外伤重点救助；三是增加营养，改善伙食，提高身体素质。

二、叠伞员

"叠伞员"是收集、保管、折叠降落伞的岗位，是保证伞兵安全跳伞的基本保证。"叠伞员"的岗位防护要点如下。

1.岗位特点　一是要将巨大的降落伞叠起来，是一项重体力活动，体力消耗大；二是同时叠伞是一项需要技巧的技术活，反复训练才能掌握要领，叠出符合规定的降落伞，技术要求高；三是叠伞是一项责任重大的工作，涉及伞兵的生命安全，心理压力大。

2.岗位需求　一是需要配备新型的制式降落伞，确保伞兵的安全；二是需要经过专门训练、技术优秀的叠伞人员，持证上岗；三是需要心理疏导人员，帮助缓解心理压力，减少心理障碍。

3.防护要点　一是制定严格的规章制度，所有工作都按照规定的程序操作，对叠好的降落伞要有客观的评价指标，以便界定责任范围，减少纠纷；二是定期进行心理咨询，逐渐缓解已有的心理压力；三是预防疾病，增加营养，增强体质，减少有害因素的侵袭，也要防治传染病传给伞兵。

三、空军特种兵

空降兵中的特种兵，是执行特殊任务的岗位，常常要空投在完全陌生的地区独立执行绝密任务，进行自我保障、自我生存、自我防卫。特种兵的岗位防护要点如下。

1.岗位特点　一是携带有限的武器、食品和装备，执行目的性、时间性要求非常明确的任务，危险性大；二是因为要在恶劣的环境中生存与战斗，身体条件是成为能否完成任务的关键环节；三是需要熟练的多种生存和自救互救知识，才能保证受伤时维护战斗力或减少伤亡。

2.**岗位需求**　一是需要身体健康、强壮，反应灵敏，意志坚强的高素质士兵，以适应环境的需要；二是需要掌握熟练的野外生存技巧，保证在断水、断粮的情况下能够生存，直到完成任务；三是需要良好的无线通信设备，保持与后方指挥部的联络畅通。

3.**防护要点**　一是个体作战服装、防护装备是最重要的生存装备，需要精心挑选；二是配备一定数量的单兵急救装备、互救卫生器材，是维护战斗力的要素，必须备齐；三是野战食品是野外生存的命脉，单兵携带的数量要足够，防止意外情况。

四、装备兵

空降兵的大型作战装备，需要专人管理，负责空投与集结，保证及时投入战斗。装备兵的岗位防护要点如下。

1.**岗位特点**　一是大型装备需要专门空投投送到预定地域，然后专人进行开动、集结，保证作战；二是保证空投时大型装备不损坏，是负责装备投送人员的重要职责，需要通过一定的技术来实现；三是装备空投落地后，所有乘员必须及时寻找，及时启动，投入作战。

2.**岗位需求**　一是需要经过培训，熟悉装备性能的技术人员，对装备进行科学紧固，保护重要部件，然后吊装、空投；二是需要有专门用于大型装备空投的设备，保证空投与落地时装备的安全；三是需要统筹安排，梯次保障，前后方结合，使装备的吊运有序进行。

3.**防护要点**　一是个人的作战装备、防护装备是防护的第一道环节，在装载、吊运大型装备时也必须落实到位；二是保持有效的无线通信联络，是保证大型装备投送安全的重要环节，必须畅通；三是注意卫生，预防疾病，减少伤残，保护官兵体力，保证作战。

第9章   航天职业的医学防护措施

航天兵是一个最近几十年发展起来的新兵种，是耗资巨大、影响深远的军队职业岗位，受到各国政府的重视。航天兵由航天员、火箭部队、发射场、卫星控制、卫星使用和救援部队等组成。航天兵的不同岗位防护要点如下。

第一节   航天员部队的医学防护措施

航天员部队是挑选、确认、训练、考核、使用航天员的部队，由教练员、航天员、医鉴医保人员、后勤人员所组成。航天员部队不同岗位防护要点如下。

一、航天员

航天员是航天事业的核心成员，是从事航天器操控、太空实验工作的岗位，有严格的筛选、实用程序。航天员的岗位防护要点如下。

1.岗位特点   一是要在失重的太空中长时间生活、工作，需要经过训练的适应能力，保证生存；二是对心理素质要求高，经常受到失重、孤独、寂寞、恐惧、错觉的心理干扰；三是对自己的身体情况要有清晰的认识，必须随时向地面指挥部报告，保持身体健康。

2.岗位需求   一是需要训练有素、强壮的体格，保证太空活动的需要；二是需要设施完备的太空舱和返回舱，保证在太空的工作，保证按时返回地面；三是需要学会在太空进食、大小便等基本生活技巧，维持生命的健康。

3. 防护要点　一是穿戴好特别制作的航天服，保证安全的太空生存；二是熟悉舱内的相关设备和运行特点，做到心中有数，心理平稳；三是准备急救包和必要的急救药品，在发生简单意外时进行自救互救。

二、教练员

航天教练员通常是在地面对航天员进行反复的、严格的训练，很少有机会上天。教练员的岗位防护要点如下。

1. 岗位特点　一是随同航天员一起，进行地面的所有训练科目，要保证切实的训练效果；二是同样要遭受失重条件下的生存难点，破解遇到的有关问题；三是野外生存能力的训练，是一项基本素质要求。

2. 岗位需求　一是需要条件良好的航天员训练场地与条件，确保训练质量；二是需要良好的医疗保护措施，尽量减少或避免意外事件；三是需要良好的整体装备和个体装备，确保人身安全。

3. 防护要点　一是训练中，要穿戴必要的防护装备，避免伤害；二是经常进行体检或生理指标的检测，研究失重条件下身体变化的规律，采取有效措施防范；三是需要对航天员的饮食进行监测，不断改进营养比例，确保身体条件合格。

三、医鉴医保人员

医鉴医保人员，是对航天员进行 24 小时监护的岗位，记录航天员所有的活动数据和生理指标。以便对航天员身体作出正确评价。医鉴医保人员的岗位防护要点如下。

1. 岗位特点　一是记录航天员的有关试验数据，需要热心、细心和耐心,证据要确实,数据要准确;二是跟随航天员进行各项试验,同样要经受环境和失重的考验;三是出于职业责任心的要求,长期处于紧张的状态,心理压力大。

2. 岗位需求 一是需要现代化的医疗检测仪器,能够准确记录航天员的生理、心理变化;二是需要经过专门训练的专业人才,持证上岗,确保实验结果的可靠性;三是需要有效的医学保健措施,保证所有人员的健康。

3. 防护要点 一是试验时要穿戴工作服、防护服,保证试验过程的安全;二是经常校验各种试验仪器、标准值,避免出现人为误差;三是加强预防,锻炼身体,减少疾病的侵袭。

四、搜救人员

航天员从太空归来后,返回舱降落时,需要专门的搜救人员进行跟踪搜救,确保在最短的时间内找到并救援返回的航天员。搜救人员的岗位防护要点如下。

1. 岗位特点 一是必须在预定的区域内 24 小时耐心等待指挥部的信息,确定返回舱的具体位置和降落时间;二是一旦接到命令,立即从空中和地面同时向返回舱降落地点集结,紧急救援航天员,确保安全;三是对航天员进行简单的体检后,立即专车后送到指定的机场,护送航天员到训练中心接受全面检测。

2. 岗位需求 一是需要机动灵活的医学救援设备、救援直升机、救护车等装备,保证救援的实施;二是需要先进的通信手段,保证各种信息的传递和执行;三是需要训练有素的专业搜救人员,提高搜救效率。

3. 防护要点 一是穿戴制式防护服,主要是醒目、防寒、防冻伤,减少非战斗减员;二是准备好机动车辆,节省体力,提高机动能力,减少不必要的恐慌心理;三是增加饮食的热量,增强体质,适应强体力劳动。

第二节　火箭部队的医学防护措施

火箭是航天器进入太空的主要动力。火箭部队是研究、制作、运输、安装、放射火箭的岗位，是保证卫星发射成功的最关键环节。火箭部队不同岗位的防护要点如下。

一、火箭研制人员

火箭的研究人员，是一支庞大的队伍，涉及许多研究机构、工厂和人员。火箭研制人员的岗位防护要点如下。

1. 岗位特点　一是根据国家的需要，搜集大量的有关资料，提出火箭的设计构想，进入预实验；二是将预实验的成功设计成果做成图纸方案，进入正式试验阶段；三是送到工厂，做出实际样机，准备发射。

2. 岗位需求　一是需要坚实的专业理论功底，确保火箭设计的先进性、可靠性；二是需要各方面的专业人才，保证不同部件设计的成功；三是需要总体设计师，组合相关部件，形成新一代火箭。

3. 防护要点　一是注重个体防护，穿戴防护服，减少电、光、化学物质和物理学的伤害；二是注意劳逸结合，及时换班，防止过度疲劳综合征；三是改善伙食，丰富营养，强壮体质，加速研究进度。

二、火箭测试人员

火箭的测试人员，是制造火箭的工厂派出的技术人员，为发射前的火箭进行最后的测验，保证发射成功。测试人员的岗位防护要点如下。

1. 岗位特点　一是肩负重任，自己所在工厂生产的火箭部件是否合格，需要自己反复检验后确认；二是在发射现场，必须加班加点，连续不断地进行严格测试，会发生过度疲劳的现象，损害身体;三是一旦发现问题,如何紧急处理,保证使用,是一个困难的心理抉择。

2. **岗位需求**　一是需要合格产品进入现场的发射程序,保证发射成功;二是需要精密的测试仪器,保证测试结果的可靠性;三是需要心理调节,缓解紧张的情绪和恐慌的担忧。

3. **防护要点**　一是进入现场,要穿戴隔离服,做好重点防护,保证安全;二是实行轮班制,保持检测工作的连续性,减少工作人员的劳动强度;三是注意卫生,预防疾病,增加热量,增强体质。

三、火箭燃料员

火箭燃料员是为火箭加注燃料的岗位,常常是在较短的时间内,为火箭加注大量的液态燃料,保证发射。火箭燃料员的岗位防护要点如下。

1. **岗位特点**　一是火箭的燃料是易燃、易爆、有毒的化学品,操作时非常危险;二是主要靠有关的仪器显示燃料的数量与状态,有时候会发生意外事故;三是几天几夜的加班,会产生极度疲劳的现象,降低认知度。

2. **岗位需求**　一是需要稳定性好的新型燃料,最好是固体燃料,增加使用时的安全系数;二是需要合格的个体防护装备,确保操作人员的绝对安全;三是需要良好的医疗救护条件(急救设备、急救人员),特别是烧伤的救治技术。

3. **防护要点**　一是确保进入加注现场的所有人员都戴防毒面具、个体防护装备,保证绝对安全;二是现场禁止使用任何明火,禁止能引起燃料爆燃的因素接近,三是配备急救器材,特别是化学烧伤的救治器材,燃料中毒的急救措施。

四、火箭发射人员

火箭的发射启动,由专门的控制人员进行状态确定,并发出发射指令。火箭发射人员的岗位防护要点如下。

1. 岗位特点　一是对于各个工号的准备情况,由总指挥获悉准备完毕后,下达发射命令,发射人员执行点火;二是随时注意点火后的火箭运行状态,即时处理有关事宜,保证火箭飞行;三是出现异常情况,按要求停止发射,尽快检查原因,排除故障。

2. 岗位需求　一是需要设计合理,运行正常的火箭,保证发射成功;二是需要良好的天气条件,保证火箭的运行;三是需要多种急救措施,保证人员快速撤离到安全地带。

3. 防护要点　一是现场人员穿戴个体防护装备,减少意外伤害;二是发射人员要保持稳定的心理状态,防止急躁情绪,以免操作失误;三是做好医疗救护的准备,力争在第一时间进行救援。

第三节　勤务部队的医学防护措施

发射场的地面部队,主要是勤务兵,承担警卫、装卸、管理运送轨道、服务等工作。勤务部队不同岗位的防护要点如下。

一、警卫兵

发射场的警卫兵是负责守卫重点部门、重要目标的岗位,责任重大,必须确保安全。警卫兵的岗位防护要点如下。

1. 岗位特点　一是定点、定哨,连续警卫,长时间站立易引起关节炎、腰腿痛;二是责任大,危险性大,高度紧张,心理压力积累,易造成神经衰弱、失眠等;三是信息闭塞,生活单调,感觉孤独。

2. 岗位需求　一是需要责任心强、军事素质好的士兵,反应灵敏,确保在位、在岗、在状态;二是需要标志明显的警戒范围,任务清晰的岗位职责,做到各在其位,各负其责;三是需要熟悉警戒目标的大致情况,出现异常的基本现象,便于及时反应。

3. 防护要点　一是穿戴防护服装,按时轮岗换哨,避免疲劳执勤;二是设置必要的监视录像或警报器,提高警戒水平;三是加强预防,改善伙食,增强体力,减少疾病的困扰。

二、装卸兵

发射场的装卸兵,负责重要的装备、器材等物资的装卸,并保证安全。装卸兵的岗位防护要点如下。

1.岗位特点　一是装卸工作,不论是机械还是人工作业,都属于重体力劳动,消耗体力;二是受到货物、天气和环境条件的限制,装卸工作非常容易发生意外事故,伤害身体;三是对于精密仪器的装卸作业,属于技术性很强的工作,需要专家的现场指导。

2.岗位需求　一是需要维持强壮的身体,以适应长时间繁重的体力劳动;二是需要装备齐全、先进的吊装设备,提高装卸效率;三是需要掌握熟练的技术,保证货物的装卸安全。

3.防护要点　一是注重劳动保护,着劳动防护服装,尽量避免工作时毒物、粉尘等的意外伤害;二是掌握用力的技巧和角度,减少腰腿扭伤,减少残疾;三是加强医疗保健,增加营养,提高抵抗力,减少疾病。

三、轨道兵

发射场的轨道兵,负责对运载火箭的轨道进行科学管理,保证整体组装的"箭星结合体"立体运行的安全。轨道兵的岗位防护要点如下。

1.岗位特点　一是发射场轨道的建设是铁路建设的一部分,主要对大型部件的运输,但轨道质量要求更高;二是百米高的庞然大物在漫长的钢轨上缓慢行驶,要求绝对平稳,需要综合技术保障;三是工作时精神高度紧张,必须怀着高度责任心,严格按照既定程序进行。

2.岗位需求　一是需要建筑精度高,质量合格的高标准轨道,确保安全运输;二是需要严格的规章制度,并坚决执行,落实到位;三是需要经过专业培训,熟练掌握操作要点的人才。

3.防护要点　一是穿着必要的防护服,减少工作中的意外伤害;二是定期进行心理咨询,实施脱敏疗法,缓解积累的心理压力;三是加强锻炼,防暑、防寒、防风沙,积极预防,减少疾病的侵袭。

第四节　卫星控制部队的医学防护措施

发射卫星最终目的是为了使用,所以在发射场主要是火箭的发射程序,而进入太空后主要是卫星的控制与使用。卫星控制部队不同岗位的防护要点如下。

一、卫星研究专家

卫星专家是根据不同客户的要求,设计不同用途卫星的科学家。卫星技术属于高端技术领域学科,对于国计民生有重大影响。卫星专家的岗位防护要点如下。

1.岗位特点　一是需要有精深的专业理论知识和创新能力,有对航天事业执着的追求;二是经常通宵达旦、苦思冥想,以便设计出更理想化、超现实的卫星,造成精神紧张,神经衰弱、失眠等;三是面对失败,要能冷静对待,认真查找原因,拟定对策,积极改进。

2.岗位需求　一是需要国家的大环境支持航天事业,才能有良好的政治条件和经济条件,产生重大成果;二是需要经过良好培训的优秀专业人才,持证上岗,才能胜任繁重的设计工作;三是需要完善的医疗保健条件,给予超负荷工作的专家很好的照顾。

3.防护要点　一是坚持劳逸结合,不要连续加班,避免疲劳过度,引发各种疾病;二是坚持精益求精,减少工作中的失误,用成功给自己心理一个宽慰,舒缓心理压力;三是坚持定期体检,不放过疾病的蛛丝马迹,保持健康的身体。

二、卫星材料专家

材料是研制卫星的关键环节,材料专家是保证制造卫星所使用的材料性能与质量都是最佳状态的岗位。材料专家的岗位防护要点如下。

1.岗位特点　一是必须是经过专门训练,对各种材料都很熟悉的人才,尽量减少实验的次数;二是必须经历反复的严格试验,连续工作,在最短的时间内遴选最合适的材料,保证使用重量轻、韧性高、质量好的材料,确保卫星的质量;三是在实际发射和使用阶段,经受太空的考验,及时改进。

2.岗位需求　一是需要有一定专业理论和实践造诣,责任心强的科学家,真抓实干,不断创新;二是需要坚强的意志,冷静对待实验的成功与失败,锲而不舍,直到成功;三是需要很好的科技、经济等环境条件,国家综合国力直接关系到军队的核心竞争力。

3.防护要点　一是在实验中注意个体防护,减少伤病,增加有效研究时间;二是在连续实验时,要注意劳逸结合,轮岗换班,确保实验的不间断性;三是增加活动,加强体育锻炼,改善伙食,保持健康的身体。

三、卫星机械专家

卫星机械专家是保证在卫星研制中,所有机械工作部件的科学性、有效性和可控性的科学家。卫星机械专家的岗位防护要点如下。

1.岗位特点　一是机械的质量取决于材料质量和部件的组装质量,机械专家就是要把两者紧密结合,实现新的创新;二是机械的运转需要一定的动力,新的能源、新的动力方式,就成为卫星寿命的核心;三是科学是无止境的,唯一的办法就是探索不止。

2.岗位需求　一是需要经过院校教育,具有很深理论造诣和实践经验的专家,保证卫星的灵活性能;二是需要广泛的研制合作、精良的制作工艺、精确的组装技术,保证万无一失;三是需要经过实际运行的考验,确认最合适的设计方案,为进一步发展奠定基础。

3. **防护要点**　一是任何机械的人工操作、机床操控,都具有一定危险性,注意穿戴有效的防护服,减少头面部外伤;二是在研究、制造新能源时,要注意防止化学烧伤、爆炸伤等意外情况,保证试验顺利;三是长时间的站立和精细操作,对生理、心理都是一种严峻的考验,注意劳逸结合、心理疏导,维护健康。

四、卫星软件人员

卫星主要靠无线电信号指挥,在保证机械质量的基础上,卫星软件人员就是实现这种远程、无线控制的科学家。卫星软件人员的岗位防护要点如下。

1. **岗位特点**　一是要将空间想象力与机械运转相结合,用计算机的程序进行遥控指挥,达到实用,保证远距离的卫星运行与改变状态;二是在卫星设计中,大量涉及图像的处理,图像处理人员的职责是将摄像技术与计算机图像处理技术紧密结合,得到卫星拍摄的清晰照片,供决策用;三是长时间的伏案作业是最显著的岗位特点,会引起颈椎病、腰腿痛、电脑综合征、鼠标腕和视觉疲劳等病症。

2. **岗位需求**　一是需要超大型的计算机,快速运算,提高研究速度,加快研究进度,节约时间;二是需要专业性非常强、理论造诣深、实践经验丰富的软件设计科学家,保障设计的可靠性、科学性;三是需要卫星专家提出新需求,提供设计思想,确保软件的新颖性。

3. **防护要点**　一是加强屏幕保护或减少连续作业时间,减少电离辐射对人体的伤害;二是加强体育锻炼,活动颈部、腰部、眼部等部位的肌肉,减轻疲劳状态;三是加强保健,服用复合维生素,营养神经,增加思维活力。

第 **10** 章　战略导弹职业的医学防护措施

　　国际上,战略导弹部队由地地战略导弹部队和常规战役战术导弹部队组成。主要任务是遏制敌方使用核武器,在接到命令时,联合或单独对敌人实施有限而有效的反击,打击敌人的重要战略目标。

　　地地战略导弹部队是一支具有一定规模和实战能力的核威慑和战略核反击力量。由近程、中程、远程和洲际导弹部队,工程部队,作战保障、装备技术保障和后勤保障部队组成。

　　常规战役战术导弹部队是装备常规战役战术导弹武器系统,遂行常规导弹突击任务的部队。由近程、中程常规导弹部队,工程部队,作战保障、装备技术保障和后勤保障部队组成。

第一节　导弹控制部队的医学防护措施

　　在导弹的发射场地,由众多的人员为导弹发射服务,但最主要的有指挥员、控制人员和燃料专家等,直接负责发射任务。导弹发射指挥不同岗位的防护要点如下。

一、发射指挥员

　　发射指挥员是负责导弹发射的最高指挥人员,在接到发射命令,各岗位准备完毕后,发出命令,完成预定的发射任务。导弹发射指挥员的岗位防护要点如下。

1. 岗位特点 一是对于导弹能否成功发射,负有重要的责任,也是导致精神极度紧张的因素,常会引起烦躁、失眠,放射辐射也会引起相应的疾病;二是各种发射准备工作是细致的行为,需要分工负责,一点一滴地去检查、核对,最后确认;三是将平时与战时的发射准备状态有机结合起来,缩小应急反应的时间。

2. 岗位需求 一是需要设计精良、质量合格、程序稳定的导弹及发射系统,保证发射成功;二是需要具有扎实的导弹专业理论和发射经验的优秀人才,熟悉业务内涵和程序,综合管理能力强;三是需要严格的管理制度、强有力的授权,保证导弹发射任务的顺利完成。

3. 防护要点 一是在岗位上,要着工作服或防护服,确保导弹发射过程的安全;二是加强环境核辐射的监测,采取必要防护措施,减少对人体的损害程度;三是加强工作的力度,掌握各个细节,做到心中有数,减少心理压力。

二、控制人员

导弹发射的控制人员,是指各个导弹监测点的人员,负责导弹发射准备的各个环节具体工作,保证导弹处于良好的待发状态,并向指挥员汇报准备情况。控制人员的岗位防护要点如下。

1. 岗位特点 一是监测工作是定点定时的连续过程,每天要详细记录导弹的状态,观察是否稳定;二是长期处于密闭的环境,内部空气质量、核辐射剂量与人的健康密切相关;三是出现意外情况,逃脱的机会很小,加上被敌人瞄准,常年处于精神紧张状态,心理压力非常大。

2. 岗位需求 一是需要经过专业培训,掌握专业技术的人员,持证上岗;二是需要现代化的测量工具和仪器,保证导弹监测的科学性、准确性和有效性;三是需要献身国防的决心和意志,将生死置之度外的高尚情操。

3. 防护要点 一是进行核辐射的有效防护,减少对人体的伤害和职业病的困惑;二是定期进行心理咨询、心理疏导和心理治疗,避免不必要的恐惧心理,减少心理压力;三是进行定期修养,加强营养,加强锻炼,增强体质,维护战斗力。

三、动力专家

导弹部队的动力专家是为导弹发射时提供动力的科学家,这种动力有液态或固态燃料、炸药、电力、其他动力(如核、氢、氧)等。动力专家的岗位防护要点如下。

1.岗位特点 一是主要与化学物质打交道,涉及易燃易爆物品,危险性极高;二是野外作业多,受到恶劣环境的影响大,身体受到的伤害因素较多;三是动力系统的故障率较高,易造成极大的心理压力。

2.岗位需求 一是需要经过专业系统培训,有较深理论造诣和实践经验的专业人才;二是需要有一定生产能力的中试工厂,可以进行不同动力的实验和评价;三是需要系统的医学防护保障,特别是对烧伤、创伤和心理伤害的预防和防护。

3.防护要点 一是穿着专用的防爆防护服,减少事故时的人身伤害;二是试验现场设置必要的防护装置,保护设备和人员;三是加强医学急救措施,定期进行心理咨询,维护人员身体健康。

第二节 导弹制造部队的医学防护措施

在导弹的研究、制造过程中,有许多岗位来进行保障,如导弹工程师、材料专家、电气专家、信息专家等,确保研制成功。导弹制造部队不同岗位的防护要点如下。

一、导弹工程师

导弹工程师是设计、制造、使用导弹的主要岗位,保证导弹的性能可靠性、安全性和重复性。导弹工程师的岗位防护要点如下。

1. 岗位特点　一是需要创造性思维,研制的产品能改变人们对战争的认识;二是必须经常通宵达旦地思考,以便设计出威力更大、动力更强的导弹,易出现精神紧张、失眠等症状;三是面对遇到的失败,要能冷静查找原因,积极改进,直到成功。

2. 岗位需求　一是需要从国家安全的角度支持导弹事业,才能产生重大成果;二是需要经过良好培训的优秀导弹专业人才,才能胜任繁重的导弹设计;三是需要完善的预防、医疗、保健条件,给导弹专家创造一个安全的环境。

3. 防护要点　一是研制中坚持劳逸结合,避免疲劳过度,诱发疾病;二是坚持积极防护的原则,尽量减少研制中的失误,减轻心理压力;三是坚持定期体检,保持健康的身体,维护战斗力。

二、导弹材料专家

合适的材料是研制导弹的关键环节,材料专家是保证制造导弹所使用的材料性能与质量的岗位。导弹材料专家的岗位防护要点如下。

1. 岗位特点　一是必须经历反复的严格试验,连续工作,在最短的时间内遴选最合适的导弹材料,保证使用质量最好的材料,确保导弹的基本物理质量;二是在导弹实际使用阶段,经受实爆的考验;三是接触各种性能的材料,容易造成过敏反应,伤害皮肤。

2. 岗位需求　一是需要经过专业训练,理论和实践造诣深,责任心强的科学家,不断进行创新;二是需要坚强的意志,冷静对待导弹材料实验的成功与失败;三是需要很好的国家科技环境、社会材料的丰富,保证导弹材料的筛选。

3. 防护要点　一是在导弹材料研制中注意防护,减少伤病;二是在连续材料实验时,要注意轮岗换班,确保实验的有效性;三是加强体育锻炼,改进伙食,维护健康的体魄。

三、导弹信息专家

导弹主要靠无线电信号的指挥,导弹信息专家就是实现导弹远程运行、无线控制的科学家。导弹信息专家的岗位防护要点如下。

1.岗位特点　一是要将空间运行与地面的信息相结合,用计算机程序实现遥控指挥,保证远距离的导弹运行与改变状态,;二是在导弹信息设计中,涉及图像的处理,就是将摄像技术与计算机图像处理技术紧密结合,导弹储存的照片与地面实物进行对照,确定位置;三是长时间在电脑前工作,会引起颈椎病、腰腿痛、鼠标腕和视觉疲劳等职业病。

2.岗位需求　一是需要一定速度和容量的计算机,提高导弹研究速度,加快进度;二是需要理论造诣深、实践经验丰富的导弹信息科学家,增加设计的科学性;三是需要不断进行技术创新,适应信息技术的发展。

3.防护要点　一是加强电脑的屏幕保护,减少电离辐射对人体的直接伤害;二是加强体育锻炼,进行户外活动,放松腰部、眼部等部位的肌肉张力,减轻疲劳;三是加强医疗保健,舒缓精神压力,注意脑神经营养,增加创造性思维的活力。

第三节　导弹保障部队的医学防护措施

导弹的维护、保障、评价,需要多种岗位来实现,如驾驶员、土木工程师、伪装专家、核专家、心理专家等。导弹保障部队不同岗位的防护要点如下。

一、导弹车驾驶员

在不断变换导弹发射场的过程中,导弹车驾驶员就是一个很关键的岗位,需要谨慎驾驶、又稳又快,绝对保证导弹的安全。导弹车驾驶员的岗位防护要点如下。

1.岗位特点　一是长时间驾驶大型的导弹车长途奔袭,容易疲劳、犯困;二是驾驶员的职业病如腰腿痛、胃病等,经常会折磨人,影响战斗力;三是高原、沙漠、冰川等地理环境,对导弹车驾驶员的负面影响更大。

2.岗位需求　一是需要责任心强、技术熟练、经验丰富的导弹车驾驶员,保证安全;二是需要制作精良、动力强大、行驶性能良好的导弹运载车,便于机动;三是需要良好的信息设备,保证运行中的通信联络。

3.防护要点　一是加强个体防护,对于不同环境中的身体防护,要准备相应的应对措施,减少伤害;二是注意丰富伙食,定时进餐,按时休息,或者轮换驾驶,确保行驶安全;三是加强卫勤保障,减少职业病,维护健康。

二、建筑师

在相对固定的导弹阵地上,建筑师的建筑技巧与所建筑导弹掩体的防护效能,就是保证导弹安全的基本条件。建筑师的岗位防护要点如下。

1.岗位特点　一是导弹的保管阵地,需要很好的建筑质量;二是将设想与图纸变为现实的建筑,需要在施工上加强监理,随时调整方案,修正设计;三是注意建筑物的生物学效应,即具体的防护系数,要有明确的防御级别要求。

2.岗位需求　一是需要经过培训,掌握扎实的专业知识,有丰富的实践经验的建筑师,保证设计质量;二是需要设备精良的施工队伍,科学施工,保证建筑质量;三是需要有效的防护措施,减少劳动中的工伤事故。

3.防护要点　一是在工地上,要穿戴劳动防护服、安全帽,保证基本的安全;二是对于建筑的关键部位,要重点关注,做到尽善尽美,不出事故,少留遗憾;三是加强医学防护,积极救治外伤,减少疾病,增加营养,强壮体格。

三、伪装专家

导弹的存放,需要绝对的安全条件。就外部环境来说,伪装技术就是最基本的掩饰,伪装专家能把伪装做到天衣无缝。伪装专家的岗位防护要点如下。

1. 岗位特点 一是要有以假乱真的真本事,才能实现伪装意图;二是要反复试验,用照相、航拍、卫星、外红外线拍照、夜视器材等多种视侦器材来验证,确保伪装效果;三是制作模型时容易受到外伤,要注意防护。

2. 岗位需求 一是需要专业技术好,思维灵活,敢想敢做的伪装专家,真正能以假乱真;二是需要取材简便、质量上乘的多种伪装材料,保证伪装效果;三是需要装备精良的检测队伍,对伪装效果进行全方位的测试,正确评价。

3. 防护要点 一是注重个体防护,针对不同伤害因素,预设不同防护装备,减少工作中的伤害;二是由于大量使用不同的化学涂料,要积极预防人员的过敏反应,一旦发病,要及时采取措施治疗;三是加强卫生保健,减少疲劳作业,维护身体健康。

四、核专家

在导弹的研制、动力、使用、评价方面,核专家的作用是不可或缺的。核专家的岗位防护要点如下。

1. 岗位特点 一是在导弹使用中,核辐射是一个不可回避的问题,对人员伤害明显,各国都很重视;二是实施正确检测,观察辐射指数,提出合理建议,控制辐射量在最小剂量;三是缩短与核放射源接触的时间,减少伤害。

2. 岗位需求 一是需要强有力的物理隔离措施,保证人员的绝对安全,防伤害;二是需要高度灵敏的核辐射监测设备,及时发现异常,采取封堵或撤离措施,防扩散;三是需要经过专业训练,掌握实际控制技术的核科学家。

3. 防护要点　一是设置物理隔离屏障,工作场所穿隔离衣,减少接触时间,尽量减少人员的辐射量;二是服用专门研制的药物,加速体内存留核残余物质的排泄,减少伤害;三是增加营养,增强身体抵抗力,抵御伤害。

五、心理学家

在导弹的存放、维护、发射过程中,对于人员的心理影响是非常强烈的,心理专家就是要运用心理学原理,进行疏导,减轻导弹维护人员的紧张心理。心理学家的岗位防护要点如下。

1. 岗位特点　一是导弹的使用,本身就是战略、战役层面的武器,属于心理战的武器,威慑效率大于实际作用,需要心理战专家参与;二是存储、使用导弹的人员,深知导弹的巨大杀伤力容易造成心理负担,需要心理学家的介入;三是加强应用心理学的作用,但不能无限夸大心理的作用。

2. 岗位需求　一是需要经过心理学培训,具有实际心理灾难事件处理经验的专家;二是需要有一定的心理测试设备,确保实验的科学性、正确性和有效性;三是需要将心理学与其他学科相结合,正确鉴别是真正的心理问题还是需要解决的实际问题。

3. 防护要点　一是防止片面性,不要夸大心理学作用,但也不要把心理学说的毫无用处,正确处理心理事件;二是对于群体性的心理事件,要找出原因,正确处理,不要陷入其中不能自拔;三是加强平时的心理咨询、心理诊断和心理治疗活动,积累经验,减少盲目性。

未　　来

　　随着科学技术的进步,各国军队的武器装备将得到极大的发展,军队的活动范围将进一步扩大。于是,出现了新疆界(维和部队、探险活动)、高疆界(天兵部队、外星活动)、电磁疆界(信息部队)等新名词。军队未来的职业和防护措施都将有新的变化和发展。

第**11**章 未来的军队职业

军队的职业岗位，就像自然科学、技术学科一样，不断在进行成立、消亡、分化、融合的发展。老的职业、岗位被逐步淘汰，新的职业、岗位在不断地涌现，呈现了一片蓬勃向上的繁荣景象。

第一节 新武器行业

应用新的武器理论概念或技术研制出的武器样品，属于新概念武器；而经过多次试验，已经在部队列编的新型武器，则称为新武器，如贫油弹、激光武器、微波武器等。

新概念武器种类繁多，层出不穷。目前，主要的种类有以下几种。

一、新概念能量武器

以不同能量对目标进行杀伤的新武器。比如：

动能武器——可以改变弹丸的发射方向。有高速化学能发射器、电磁轨道炮、电磁感应炮、电磁枪、轨道枪等。

定向能武器——以"束能"的集中来破坏设定的目标。有激光（红激光、绿激光）武器、高能微波武器、电磁脉冲武器、粒子束武器等。

原子能武器——以原子聚变来摧毁目标。有中子弹、反物质武器等。

声波武器——以声波使人体产生不良反应,而丧失战斗力。有次声武器、强声武器、超声武器、噪声武器等。

二、新概念信息武器

是现代信息环境下的新武器,真是不战而屈人之兵。

智能武器——以无人的信息装备为平台,进行信息攻击。有军用机器人、无人信息平台等。

计算机网络攻击——利用计算机软件的漏洞,进行网络攻击。有计算机病毒武器、芯片细菌武器、"黑客"等。

三、新概念微型武器

这些主要是情报、间谍人员使用的新武器。有微米武器、纳米武器、微型坦克、微型攻击无人机、纳米间谍卫星等。

四、新概念环境武器

新概念环境武器也称地球物理武器,是运用现代科技手段,人为地制造地震、海啸、暴雨、山洪、雪崩、热高温、气雾等自然灾害,改变战场环境,以自然力袭击对方的经济、文化、指挥中心和妨碍对方军事行动的一系列武器的总称。

气象武器——能改变特定区域的气象。有人工闪电、人工降水、人造干旱、人工造大雾、人工影响台风、人造臭氧层空洞。

地震武器——能人为在特定地点制造地震,形成人造地震。

联合国 1977 年通过决议,禁止将人工影响天气技术运用到军事领域。

五、新概念生化武器

有基因武器——染色体武器(改变人的基因)、新病原体等。

新概念化学武器——超级腐蚀剂、超级润滑剂、聚合剂、镇静药等。

六、辣椒炸弹

2008 年 4 月 1 日英国报道，印度军方部署了一种"辣椒"炸弹，炸弹里面装的是红辣椒粉。印度科学家发现一种用于咖喱饭中的非常辣的原料——红辣椒粉，可以在几秒钟内就使敌对的武装分子屈服。科学家在 81mm 榴弹里装上非常辣的红辣椒粉和磷，两者混合在一起可以使敌人的呼吸道发生阻塞，使目标几乎无法呼吸，他们的眼睛、喉咙和皮肤会产生灼痛感。这种"辣椒"炸弹，可以在 5 秒钟内使半径 45m 的范围内产生有效的烟雾层，在对武装分子不造成永久性伤害的情况下，迫使敌人从藏身的地方跑出来，而抓获他们。

第二节　信息行业

现在，人类获得信息的途径有五种媒体：第一媒体——报纸；第二媒体——广播；第三媒体——电视；第四媒体——网络；第五媒体——手机电视。媒体种类进化的速度非常惊人，这也正是军事信息技术发展的必由之路。

一、信息技术正在向微观世界跃进

计算机专家追求信息技术向微观世界跃进这一目标的原因是目前晶体管的小型化已经达到物理极限，晶体管是一种由电流控制的开关装置，接通时代表 1，关闭时代表 0，这恰恰是计算机的基本语言和要求。

最近几十年来，晶体管已经变得越来越小，摩尔定律称：集成电路上的晶体管差不多每 2 年就会翻一番。现代的晶体管以数十亿的数量级别被应用于制造微型处理器和存储芯片。在一个硅片的表面上，精确地刻蚀出各种绝缘材料、导体材料、半导体材料。这种工艺的精确度非常之高，已接近具备排列单个原子的能力。一个典型的高端中央处理器,大约建立在十几亿个晶体管之上,每一个晶体管每秒钟能开关约 3 000 亿次。

事实上,芯片业正在转型,采用的晶体管将从 45nm(一根头发的宽度为 8 万 nm)升级至 32nm,通过更加先进的照相平版印刷技术与蘑菇状的硅纳米线新材料相结合,就可以将晶体管尺寸最小压缩到 5nm,在未来 10 年内有效地推动芯片产业的发展。

研究人员正在努力地制造出比现在的晶体管体积更小、速度更快、能力更强的新一代电子开关器件。从长远来看,新的电子开关器件,可能以电磁技术、量子技术,乃至纳米动力切换技术为基础。有一种可能是使用单一电子的自旋变化来代表 1 或 0。

二、超级计算机的用途

现在,人类正在研究超级计算机,它有什么用呢? 今天的超级计算机可以确保核武器库的安全,预测天气、设计更安全的节能汽车、绘制 DNA 图谱、探索宇宙等。超级计算机还让研究人员在几天内完成普通计算机需要几个月时间内才能完成的工作。

利用快速计算能力,可以模拟核武器爆炸的全过程(1994 年需要约 6 000 年的时间,现在需要 6 周完成模拟)。可以大幅度消减国防开支。

利用超级计算机寻找基因的突变,发现蛋白质或氨基酸的缺陷,帮助诊断、治疗疾病,发现新的药物。

帮助研究现在的宇宙,如全球变暖问题。还可以研究地球的未来,数字输入后结果变成动画、电影,帮助观察发生了什么,预测若干年后的地球变化,就能看到一个全新的地球。

三、网络战

美国的 GPS 网,在军事上用途广泛,已经渗透到了军事行动的方方面面,成为现代战争的基础。如陆军的大规模调动、海军舰船的航行、空军飞机的飞行、后勤保障的实施,都需要该网的协助。

在现代信息泛滥的时代，网络已经成为了一个几乎无所不在、无所不能的工具。随着各国政府、军队的网站进入网络系统，情报系统又多了一个信息来源，网络上的攻击与防御战就拉开了混战的序幕。

各国军队为了自身的安全，采取了物理隔离、防火墙等措施来保密。但是在技术精湛的黑客（多数情况下，不知道某种电脑病毒是受谁控制）攻击下，一切都显得软弱无力，于是成立网络司令部、建立网络部队、招募电脑高手、研究电脑病毒等，都成为时髦的事情。

美军成立了网络指挥部，一方面加强了网络战的防御能力，投入大量的人力、财力，保护战场的通信系统；另一方面，正在培训人才，提高实施网络进攻战的能力，必要时动用军事手段破坏敌人的网络。这样，只有规模较大、受教育水平较高、资金较充裕的组织或国家，才能对美军构成威胁。

未来的几十年内，信息战在军事决策与行动方面的作用将显著增强，因特网、无线宽带、射频识别等新技术被广泛应用。

第三节　机器人行业

国际上有军事专家预测：虽然利用机器人打仗可以挽救军事人员，但未来的战争，主角将是残酷的机器人部队。目前，正处在战争革命的转折点上，就像发明原子弹的时候一样。

一、机器人士兵

机器人不仅没有感情和怜悯心，还可以避免战场的恐惧情绪，你不用花费心思去考虑机器人把自己引爆后的想法，还可以制成视频传到网上供人们欣赏（军人称为"战争色情片"）。总之，机器人把战争变成了娱乐，同时配上背景音乐，人们看到的战争场面,却没有战争的体验。

　　当然,有的科学家正在研究懂指令的机器人,可以正确识别对方是谁,区别敌我;还有的在研究赋予人性的机器人,模仿表情、交流互动,还要有同情心;最重要的是战场上使用的微型机器人(按预先设定的程序飞行),只有昆虫大小,可以飞进大楼进行侦察;也可以将微型机器人植入昆虫体内,完全控制昆虫,让其成为优秀的间谍机。

　　现在机器人技术在军队的应用越来越广泛,如波士顿动力公司的"大狗"机器人运用于运输、物流或军事方面最前沿典范,能够在负重170kg的情况下穿过冰层、悬崖峭壁、森林山脊等复杂地形。"机器人医生"进入血管,或传输图像,或为病人治疗疾病,也正在变为现实。

　　即将到来的机器人时代,将永久性地改变军队各种监视、运输和通信手段,如果这种技术同千兆赫兹规模的微处理器结合起来,工程学和数据处理将获得惊人突破。机器人作战并不是遥远的未来。美军正在利用定制的视频游戏来训练士兵,现实中的武器系统的控制器也借鉴了视频游戏的设计,无人驾驶攻击机、拆弹机器人,已经普遍应用于战区。

二、机器人风险

　　科学家担心机器会比人聪明,如可以开门找到插座为自己充电的机器人、没有人能消灭的电脑病毒、越来越接近自动杀人机器的无人驾驶飞机,都是现实中的样本。人工智能的进展,可能造成社会的混乱,如加重失业率;犯罪分子利用机器人来实施犯罪;出现比人更聪明的机器人,迅速带来"人类时代终结"的可怕变化。

　　对于战场上的机器人士兵来说,必须遵守人类士兵的准则。但是,现代化程序已经发展到了极其复杂的地步,程序由多人完成,一旦编程不完善,将造成严重后果,甚至可能出现机器人倒戈相向,对他们的主人发起进攻。

第四节　天 兵 行 业

在中国的古代神话中,就有关于"天兵天将"的描述,这种人类美丽的愿望,伴随着几千年的科学与技术的发展,正在逐步变为现实。

一、航天业

世界的航天事业,属于科学技术中快速发展的行业,而各国的军事实力正从地面向无限的高空发展(也叫高疆界),以获得最大的国家利益。从人类的航天器进入太空,到人类进入太空,乃至人类登上月球,航天器遨游太空穿过一些星球,寻找人类新的居住地和资源。所以,人类始终在不断探索未知的太空领域。

二、空天防御部队

空军与航天部队结合,利用发达的网络技术,形成新的空(空中)天(太空)防御部队——"天兵",用于对付对手的进攻,或用来占领浩渺的太空。美军的导弹拦截系统、登月系统、空间站和太空探测系统;俄罗斯的弹道导弹防御系统、S-500 系统(具有摧毁超音速弹道目标的能力)、空天防御系统等,都属于这一类部队。美国航天局正在为 2030 年宇航员飞向火星,做充分的准备,比如,最基本、最要紧的是每份食品的保质期都必须在 5 年以上,研究新型的食物消毒技术就成为关键环节(既要杀灭病原体,又不能破坏食物的营养)。保证火星旅行的菜单要求:分量够轻、营养丰富、美味可口、储存时间长。

第12章 军队职业的防护进展

军队职业的防护手段,将随着科学技术的进步、医学手段的发展、综合国力的增强,得到极大的改善。

第一节 卫勤保障更加高效

卫勤力量,是战争中始终要使用的主要保障力量,随着战争类型、样式的转化,卫勤力量的建设将出现崭新的变化。主要体现在以下方面。

一、指挥平台

以卫勤组织指挥及辅助决策系统为标志,前沿领域为重点,关键技术为突破口,加大投入,建立了军事医学科技的创新技术平台,形成了新的科技创新能力,在国防科技管理方面闯出了新路。

二、装备平台

以"车、舱、箱、囊"为骨干、高新技术为标志,构建了具有我军特色、三军配套、功能互补的第二代野战卫生装备体系,新成了新的野战卫生装备系列,在2008年的四川大地震中大显身手。

三、科技平台

以建立军地生物安全和医学科技管理协调合作机制为标志，新发传染病防治为重点，开展了应急科研机制研究，形成了新的军事医学科研平台，在国家防止 SARS、禽流感科技攻关中发挥了重要作用

四、新药平台

以军用特需药研究为标志，部队用得上为标准，计算机高通量筛选为手段，研究各种新药为重点，开辟了军队新药研究的新领域，形成了军队特需药的研究体系，在保障部队官兵健康方面效果明显。

五、武器平台

以新概念武器生物效应研究为标志，常规武器生物毁损评价为重点，形成了新武器医学防护研究平台，为激光武器、微波武器、基因武器以及其他新武器的研究，奠定了基础。

六、战伤平台

以战伤后海水浸泡防治为标志，战创伤救治为重点，心理疏导为手段，形成了新的战伤救治体系，提升了援潜医学、远航卫生保障、航空高过载保护、航天"医监、医保"的卫勤保障水平。

七、维和平台

以参加国际军事医学委员会为标志，以维和卫勤保障为重点，积极派出维和人员及医疗队，请外军人员来访，形成了"走出去、请进来、积极交往"的军事医学对外交流新格局。

八、人才平台

以院士形象为标志,以骨干技术人才为重点,提高待遇为亮点,军地结合为辅助,积极培养军队医学急需的拔尖人才,形成了院士领衔、老中青相结合、梯次合理的新型人才队伍。

第二节 医疗技术更加进步

军队科学技术发展的最大成就是人机工程学的定向进化,可以重新振兴军队医学的发展方向,使一些新的生物物种或科学技术更好地为军队服务。这些技术就是用神经科学提高战斗力,研制新的生物组织编程技术、发展细胞工程学、深入探讨机器人技术等。

一、医学与战斗力

2009 年 5 月,美国国家科学研究院建议,美军用神经科学提高战斗力。建议把研究的对象扩大到军人的大脑、血液、神经系统的工作方式,研究成果可以在未来应用于提高军人的作战能力和存活力。目前普及的神经磁共振成像技术,可以看到在进行决策等直到行动的认知过程中,大脑的活动情况。恐惧能对单个军人甚至整支部队构成危害,可以进行模拟研究;海湾战争期间,当传感器提示存在化学战剂时,军人就会感到恐慌,即使是误报,部队也会发生恐慌;生物测定技术,能够测定远处的具体个体,军人就有时间处理这个个体,减少差错的发生。医学对提高部队战斗力将建立不朽的功勋。

二、给生物组织编程

现在,我们可以给生命编程。美国克雷格·文特尔研究所和某合成基因公司的研究人员,选择了一个支原体细胞,把长串的

DNA 插入其中,从而使这个细胞成为一个完全不同的物种。2008 年 1 月,这个研究所制造了世界上最大的有机分子,并将其插入一个细胞当中——相当于给细胞安装了完整的"软件包",可以无限制地复制"程序"。

把这些发现放在一起,就意味着人们可以编写生命密码,操纵细胞并赋予其特定的功能,就意味着可以把细胞转化为可以进行编程的制造实体,使得公司能够利用细菌来生产化学制品、燃料、药物、纺织品、数据存储器或各类有机产品。将获得更多的军用特需药和其他医用材料。

最新的进展是美国麻萨诸塞理工学院的材料科学家安杰拉·贝尔彻,利用噬菌体(一种病毒,直径只有几纳米)制造电子元件。就是从基因上改变噬菌体,使蛋白质附着在金属表面,最终制造出电线等装置,这种技术能够决定何种蛋白质在何处生成,附着在何种金属表面。用非晶形磷酸铁,已经制造了一枚硬币状的高能电池,性能与汽车中的充电锂电池媲美,更便宜、更环保。生物组织编程还可以生产不可思议的有机物,如有人把白藜芦醇(红葡萄酒中一种对人体有益的物质)应用于啤酒制造中,"抗癌啤酒"就诞生了。

三、细胞工程学

医学科学家们培育肢体、心脏、膀胱和气管等有机结构的能力越来越强。所有复杂的有机体开始都是未分化的多能细胞,即这些细胞含有一个全基因组,能够制造出所有的身体组织。科学家就可以让一只鸡长出额外的翅膀,或让一只老鼠长出额外的耳朵。

将来,也许不需要整个身体只需要一些细胞就可以做到这些了。研究人员用电击刺激人体细胞,使其回到多能状态。这就是说不需要胚胎干细胞,就能从自己的组织培育细胞,然后移植到身体其他部位。如在玻璃器皿内培养人的膀胱、耳朵等器官;在老鼠灭活后的心脏上植入老鼠干细胞,让细胞在上面自由组合,最后心脏又开始跳动了,熄灭的生命之火又重新燃起。

随着创新者开始解读和再造生命,以上这些新技术,在军事医学上有非常重要的意义。

四、个性化治疗

美海军科学家发现了被称为生物指标的基因和蛋白质,可以让军医对受外伤的士兵实施个性化治疗,加快伤口的愈合与康复。

专家通过分析伤口的血液、体液或组织液,能够测定一些生物指标,预测身体免疫系统如何反应,确定伤口是否需要立即缝合,还是延期缝合。

还有一些生物标志,可以预测在爆炸中骨骼断裂的士兵是否会在断裂部位出现骨刺或骨骼生长异常。

这些研究对于发生车祸或受枪伤的平民病人也有潜在好处,引入了个性化治疗概念。

五、人造血

战争造成人员的伤亡,最需要的就是血液。但在战时血液的供应是十分困难的,于是就出现了"人造血"。英军研究成功了"塑料血",是由携带铁原子的塑料分子构成,组织结构类似于蜂蜜,可以像血红蛋白一样把氧气输送到全身,而不用考虑血型,成本低,保存1年;英军还研究了用胚胎干细胞造血技术,就是用人工授精产生的胚胎检测,以找到在基因上能发育成O型血的胚胎,在实验室无限繁殖,制造O型血,但价格昂贵,还涉及伦理问题;美军开发成功人造血,是利用普通皮肤细胞或某些基因产生诱导式多功能干细胞,然后来培植血红细胞,如果这种人造血由O型血干细胞培育而成,那就可以为任何需要输血的人安全输血。

第三节　军人服装特殊防护更加有效

一、高性能防护服

防护服是保护人们在作战、生产、工作中避免或减少职业伤害的服装,按照使用性能可以分为普通防护服和特种防护服,其中特种防护服又称为高性能防护服。高性能防护服,具有高强度、高模量、耐高温、阻燃、防紫外线、防辐射、耐腐蚀等性能,可以较好地为在特种环境下作业的人员提供防弹、防辐射、防恶劣天气、防化学腐蚀、防感染等特殊保护。按照使用场所和防护性能,高性能防护服可以分为热防护服、极冷防护服、静电防护服、辐射防护服、医用防护服等。高性能防护服的研制属于高新技术,我国历来重视从业人员的职业安全,在高性能防护服的研究领域也取得了一定的进展,较好地保障了在特殊环境下工作的人员的身体健康和安全生产。高性能防护服分以下几种。

1. 热防护服　热防护服是指在高温环境中穿用的、能促使人体热量散发、防止热中暑、烧伤和灼伤等危害的防护服装,因此其必须具备阻燃性、拒液性、燃烧时无熔滴产生、遇热时能够保持服装的完整性和穿着舒适性等性能。热防护服的防护原理是降低热转移速度,使外界的高热缓慢而少量的转移至皮肤。

生产热防护服的织物一般分为 4 类,分别是热辐射防护织物、热绝缘织物、阻燃织物和耐熔融抗金属溅射织物等。在热防护织物中应用的纤维材料有芳纶、聚苯并咪唑、聚苯硫醚纤维等有机耐高温纤维和玻璃纤维、碳纤维、硅纤维等无机耐高温纤维。目前开发研制的新型热防护材料有芳砜纶纤维、Nomex Ⅲ A 等,另外相变材料的应用也成为热防护服的研究热点。热防护服织物的加工方法主要有纯纺法、混纺法、涂层加工法和多层织物复合法等。

2. **极冷防护服** 极冷防护服是指在温度极低的环境下能维持人体正常体温,防止人体冻伤等危害的防护服装。极冷防护服的防护原理主要是在人体皮肤和外界冷源之间形成一层静止空气,降低皮肤与外界的热量交换,从而产生隔热防寒的作用,因此,增加静止空气的量将是提高极冷防护服性能的一个重要途径。用于制作极冷防护服的材料有 PTFE 层压防水透湿织物、金属镀膜织物、超细纤维保温材料、中空纤维保温材料和光热转换和蓄热纤维等。

3. **防弹衣和机械伤害防护服** 防弹衣在军队、警察队伍中应用较广,可以分为防弹外套、防弹风衣和防弹背心等。防弹衣由硬质和软质防弹材料制成,其中硬质材料包括不锈钢、铝合金、氧化铝陶瓷板等,软质材料主要是芳纶。机械伤害防护服是指能够防切割、防锯、防玻璃或其他尖锐物体带来机械伤害的防护服,多用"芳纶"及其混纺织物制成,主要用于玻璃、金属切割等自动化机械加工领域,可以大大降低人体躯干和四肢的割伤事故,保护工作人员的人身安全。

4. **医用防护服** 医用防护服是指用于医学防护,为医护人员提供保护,使他们在为病人从事诊疗、护理的过程中免受病菌、病毒侵害的防护服。医用防护服是医用防护用品的重要组成部分,其基本要求是阻隔病毒、细菌等有害物质,保护医护人员在诊疗、护理过程中不被感染,这就要求医用防护服要具有很高的过滤病毒颗粒的性能和抗血液、体液渗透的性能。另外医用防护服要满足正常的使用功能要求,有较好的穿着舒适性和安全性,例如具有较好的透湿性、阻燃性能和耐乙醇腐蚀性能等。用于生产医用防护服的材料主要有非织造布、层压复合材料和涂层复合材料,其中非织造布在医用防护服上的应用较广。

5. **静电防护服** 服装在穿着过程中常常产生静电,如果这些静电不能及时的散逸,就可能给人体带来伤害。如医院手术室由于织物静电放电使麻醉药物爆炸,油料仓库工作人员的工作服与容器摩擦产生静电火花引起火灾等,另外静电还可以使人体血液的 pH 升高,引起人体不适。静电防护服的生产方法主要有抗静电整理或使用导电纤维和抗静电纤维等。抗静电整理是指在合成纤维的纺丝和织造过程中及服装的后整理过程中加入抗静电剂,以达到抗静电的性能,抗静电纤维和导电纤维的混纺或嵌织也可以起到很好的抗静电效果。

6. 辐射防护服　辐射可以分为粒子辐射和电磁波辐射,其中粒子辐射包括中子辐射、质子辐射和电子辐射等,电磁波辐射分为 X 线、紫外线和微波辐射等。这些辐射对人体的危害较大,其中电磁波辐射和中子辐射比较难防护。辐射防护服除具有良好的导电性能,还有很好的加工性能,生产此种防护服的材料有金属纤维及其混纺交织织物、真空镀层织物、金属涂层织物、硫化铜织物和化学镀金属织物等。

7. 核生化防护服　核武器、生物武器和化学武器是在军事领域应用的三种杀伤力巨大的非常规武器,通常被称为核生化武器(NBC Weapon)。另外,随着化学和生物技术的发展以及人们对核能的开发,一些化学事故、核电事故给人们的生命带来极大的威胁,核生化防护服(NBC 防护服)的研制和应用对保护人们免受上述危害起到了很大的作用。NBC 防护服的防护原理分为解毒型、吸附型和隔绝型三种,不同类型的 NBC 防护服的加工方法各不相同。例如解毒型 NBC 防护服可以通过浸渍法、微胶囊涂覆法和中空纤维填充法等方法将解毒剂添加其中,起到防护的效果。吸附型 NBC 防护服选用具有吸附作用的材料来制作,从而起到防护的作用,例如在织物中加入活性炭颗粒或纤维。隔绝型 NBC 防护服主要是采用涂层技术和复合技术来防止毒剂的渗透,保护人体免受毒剂的伤害。

8. 高性能防护服的发展趋势　高性能防护服可以有效地抵御外界因素给在特定环境下作业的工作人员带来的人身伤害,对保证工作人员的生命安全和健康具有重要意义。随着科技的发展,高性能纤维、新型加工整理技术在高性能防护服上得到广泛的应用,使高性能防护服的防护性能逐渐提高,穿着舒适性和日常护理性能也得到较大的改进。高性能防护服的发展趋势表现在以下几个方面。

(1)高防护性能:随着先进技术在各个领域的应用,人们所面临的人身伤害的威胁程度也在增加,因此要进一步地改进高性能防护服的防护性能,可以通过开发高性能纤维和改进防护服的加工技术来实现。例如对位芳纶、间位芳纶、PBI纤维等高性能纤维的开发应用,极大地提高了热防护服的防护性能。美国技术人员采用一种多轴向铺层系统,将每层结构中的纱线配置到准确的位置上,以实现给定方向的最大强力,生产出的防弹织物质地柔软,重量较轻,防弹能力比普通机织物提高15%。

(2)较好的穿着舒适性:高性能防护服在提供较好的防护性能的同时,也要有较好的穿着舒适性,这样才能降低穿着的不适感,提高工作人员的工作效率。高性能防护服的穿着舒适性与材料的重量、手感、透气透湿性能等因素密切相关。选择性透过膜复合材料、相变材料等在高性能防护服上应用,减轻了防护服的重量,增加了透气透湿性能,还可以调节温度,显著地改善了防护服的穿着舒适性。

(3)多功能性:防护服在穿着的过程中往往要防护多种外界因素带来的伤害,如果防护服不能完全防护这些伤害因素,对防护服就可能造成毁坏,使防护服的防护性能降低甚至丧失,危害穿着者的人身安全。

(4)智能型:相变材料、纳米技术和微电子技术等在高性能防护服上的应用,使其变得智能化。例如在高性能防护服中加入微电子系统,可以实时地反馈穿着者所处的环境状况,实现自我调节。纳米技术的应用不仅提高了高性能防护服的防护性能,还使其具有识别功能、隐身功能、治疗功能等特殊作用。

近几年来,我国已对高性能防护服的研发予以很大重视,也取得了一定的进展,但是和发达国家相比,还存在着一定的差距。
要在认清差距的前提下,努力赶超,使我国的高性能防护服的研
发达到国际先进水平,更好地保护穿着者的人身安全。

二、防毒面具

利用防毒面具防御有毒烟雾的概念可追溯到第一次世界大
战以前。当时,化学材料首次被作为武器应用于战争。事实上,
最早的防毒面具建议案出自达·芬奇的笔记。16 世纪,达·芬奇
描述了一种简单的防护面具,用浸湿的细布来掩盖水手的嘴和鼻
子,保护他们免受有毒粉末武器的伤害。1849 年,美国肯塔基州
路易(斯)维尔市的莱维斯·P·哈斯赖特发表了已知的世界上最
早的防毒面具发明专利。其在专利中称,他的防毒面具(亦可称
为肺保护器)主要是保护肺部免受有害吸入物的侵害。根据 1849
年 6 月 12 日公布的美国专利第 6529 号专利的记载,该面具的滤
毒装置采用浸湿的羊毛或其他多孔材料。

在随后的 70 年中,许多美国发明家相继发明了多种防毒面
具,用来保护工人和消防员免受有毒烟雾的伤害。这些早期的防
毒面具主要采用活性炭作为过滤材料,而这种过滤材料目前仍在
使用。

由于当时防毒面具仅为私营部门所使用,1917 年 4 月,美国
参与第一次世界大战时,陆军对化学战没有任何防范准备,不得
不靠租借国外的防护装备来防御化学毒气。最初,美军士兵配发
了达到最高防护等级的英国"小箱"防毒面具(small box respira-
tor)和法国 M2 型防毒面具(M2 mask)。M2 型防毒面具适于长
期佩戴且十分舒适。

1939 年,美陆军研发了一种采用全模制橡胶面罩的轻型训练
用防毒面具——M1 型防毒面具。由于经过实践证明,M1 训练用
防毒面具非常受欢迎且防护性能很强,1941 年,M1 型防毒面具
的面罩被定型为 M2 型防毒面具,随着美军对轻型攻击作战防毒

面具需求的出现,1944年,美军研发了M5型作战防毒面具。该面具摒弃了以往将导气管与滤毒罐连接在一起的设计模式,滤毒罐将直接安装在面罩之上。这种设计模式一直沿用至今。

1992年,美军研发了新型M40A1型防毒面具。这种新型防毒面具主要包括可快速脱除式头罩、增强型抗液体战剂的"第二层皮肤"(由溴化丁基胶和三元乙丙橡胶的混合胶制成的可遮盖面罩橡胶材料部分的罩套)和改进型阻水罩等两部分。1990年的"沙漠风暴"行动中,M40型系列面具首次装备少数军事基地。1993年的"伊拉克自由行动"中,M40型系列防毒面具已成为美军配发的主要防毒面具。美军目前仍在使用M40型系列防毒面具。

2006年3月,第一批联合军兵种通用防毒面具(Joint Service General Purpose mask,JSGPM)正式投产。该面具对各种生化毒剂的防护能力更好,毒剂防护种类更广,呼吸阻力大大减小,重量减轻,视野更加宽阔,佩戴更加舒适,同时还能够与其他作战人员装备相兼容,如双目镜、步枪和通用作战人员装备等。该面具已正式装备美军野战部队,以代替现役的M40系列野战防毒面具。

三、伞兵面罩

综观世界航空航天发展史,个体防护装备在航空航天事业中的发展是随着飞行器向高空高速发展而不断得到进步的。伞兵是以伞降或机降的方式投入地面作战的兵种,是一支具有空中快速机动和超越地理障碍能力的突击力量。在现代高技术局部战争和应付突发事件中可发挥重要作用,作为直属统帅部的快速反应的战略与战役机动力量,用于快速部署和实施纵深打击等重大任务。

从地面到空中每升高1 000m,气温要下降6.5℃,伞兵在高空跳伞时,一般时速在5~8m/s,虽然身上穿有跳伞服,头上戴有头盔,但头部裸露的大部分受气流的吹袭,特别是伞兵的呼吸受到影响,如果在寒冷地带,这种情况下极易使伞兵战斗力下降,而且伞兵为了在作战中隐蔽自身,脸上涂抹迷彩涂料对皮肤造成很大的伤害,国外伞兵也无防护头套装备,因此在"伞勤被服装具"系列研究中,伞兵防护头套的研制是研究个体防护装备中的重要内容。如何既能防止寒冷气流的吹袭,又能保证一定的舒适性、卫生性、功能性以及作战防护的隐蔽性,对提高空降兵的作战能力有十分重要的意义。

伞兵防护头套总体要求耐用、防寒保暖、舒适保形,还要达到伪装隐身的作用。耐用性包括具有足够的抗拉伸、抗撕破强度、耐磨牢度;防寒保暖指具备在各种环境温度下的适当热阻及低温下适当防风;舒适性包括吸汗、导湿、快干、柔软;保形性指在工作环境条件下不妨碍工作和运动;伪装隐身包括可见光迷彩隐身防护和对近红外侦视和中红外夜视仪侦视的隐身防护。其他还要求易保养、防静电、防紫外线辐射、防激光、防电磁波、雷达波、通讯波等。

防护头套既要最大限度的起到防护作用,又不对伞兵的行动造成影响,防护头套在保护头部的同时,要尽可能地减小对头部各组织器官灵敏度的影响。包括在护住头部和脸部裸露皮肤的同时,尽量减少对士兵视力、听力的影响,确保呼吸及对话无障碍。

防护头套的主要功能之一还要起到隐蔽保护作用,同时为了使士兵的防护头套与作训服具有统一性,必须加印迷彩图案以实现隐蔽功能。在印染过程中所运用到的染料和整理液要符合卫生保健标准和环保的主题。

几百年来,隐身(隐形)技术一直是一些人津津乐道的话题。工程技术人员认为,现代隐身有两个含义:第一,不是眼睛看不见的物品,而是眼睛不易看见的物品。这里的眼睛是泛指,包括雷达、红外线夜视仪等现代化眼睛;第二,隐身的目的是为了保护自己生存或物品安全而非其他。由于隐身范围很广,可以说实现隐身的科学手段就是隐身技术。隐身包装技术是随着战争升级而发展起来的。随着科学技术的飞速发展,现代战争中的眼睛——各种各样的观(察)瞄(准)仪器、探测系统诸如雷达、红外夜视仪、激光探测器等日益增加,性能更加完善,普通武器和士兵被敌方发现的可能性也越来越大,安全性大大减少;再加之各种导弹带有眼睛,威胁也越发严重。第二次世界大战后,隐身包装技术作为重大军事技术提到了议事日程上,各国都投入大量经费进行研究。隐身技术得到了较快的发展,有了隐身飞机、隐身舰艇、隐身坦克、隐身特工等。伞兵的防护头套的开发要考虑在防可见光的同时,达到防近红外的效果。

迷彩图案是一种军事装备和士兵的可见光隐身和近红外隐身手段。一般而言,迷彩涂料要依目标的环境不同而采用单色涂装或多色迷彩涂装,使目标融于所处环境背景的色彩中而免于被敌方发现,达到隐身目的。对军用迷彩涂料而言,要求迷彩涂料应具良好的物理化学性能,微生物性等也要优良。对于颜色单调的环境诸如沙漠、雪原、海洋等宜用单色或双色迷彩。而多色迷彩宜根据目标环境诸如热带森林、山地、丘陵等的不同而采用深浅颜色交错配置的三色或四色迷彩涂装,且各色斑点面积大小不相同。

迷彩服要求它的反射光波与周围景物反射的光波大致相同,不仅能迷惑敌人的目力侦察,还能对付红外侦察,使敌人现代化侦视仪器难以捕捉目标。伞兵的防护头套作为军用防护装备的一种,必须具有隐蔽性,故绿、黄、茶、黑等四色碎石迷彩为防护头套的最佳印染图案。

四、防穿刺鞋

一般来说,抗刺穿材料由不锈钢、锰钢等板材冲切制成抗刺穿鞋中底,可以防止鞋底被尖锐物刺穿,达到保护双脚的目的。

为了改善金属材料的缺陷,也有人将金属材料制成抗刺穿鞋中底。如:抗刺穿鞋中底由不锈钢前部和硬质塑料后部组成,其中前部的形状与人体脚前掌部分相匹配,后部的形状和挠曲度与人体脚后掌部分吻合,前部末端包裹于后部的材料中,后部与前部连接形成一平缓斜面。具有生产成本降低,塑料易于成型更符合人体脚部的曲挠线,穿着更为舒适。为了防止金属材料滑移,也有人将金属材料制成防止移动的抗刺穿鞋中底。如:在鞋底的内部夹有两层防刺金属片,由金属板钻孔成型后夹在鞋底的上层和中间,可以全部隐藏在鞋底部,与鞋底成为一个整体。两层防刺金属板的孔眼相互错位设置,有效地防护在运动中人的脚垂直面不受尖状物伤害。总体来讲,由于金属材料硬度大、难弯曲,会降低鞋底的"曲绕性",影响正常行走。而且金属材料与橡塑鞋底或海绵鞋垫粘合性能较差,容易在鞋底游离活动,降低穿用牢度。

第四节　心理救援更加及时

在战争或重大灾害中,大批人群遭受严重的心理伤害和刺激,需要进行及时的心理救援,促进他们早日康复。

一、干预的原则

主要有以下几个方面。

1. 协同化原则　强调生理、心理上的干预必须同时进行,促进心、智、体的全面优化,力争早日归队。

2. 正常化原则　强调在应激干预时,建立一个心理创伤后调整的一般模式,涵盖在这个模式中的任何想法和感情都是正常的,树立"合理即正常"的概念,便于沟通。

3. 协作和授权原则　干预双方的活动是协同式的,对于自尊感和安全感降低的士兵,要适当授权,建立恢复疾病的信心,从战场的非人性场景中解脱。

4. 就近、及时、期望原则　这种模式承认伤员的反应行为是合理的,遭受炮击、惊骇、过度紧张后是最佳救治时机,最佳处置场所在前线,及时给予休息、安慰,解除恐惧心理,促进康复。

5.个性化原则 人类的应激反应非常复杂,个体反应与众不同,干预需要因人而已。

二、干预的方法

主要有下列 7 种干预方法:团体化教育培训、适应性心理训练、放松与体育锻炼、心理调控训练、物质保障与心理预防、战斗应激反应的干预(分为介绍、事实、思考、反应、症状、教育和关联 7 个阶段)、创伤后应激障碍的干预。

1.心理抚慰 航母作战群一旦部署到海外时,航母上的医务部负责舰上近万名官兵的健康保健与医疗救治。航母长期部署在海外,舰员会面临错过本土发展的机会以及应激、家庭、酗酒、药物滥用、人际关系等方面的问题与困难。

1996 年起,美海军实施"心理学海上计划",每个航母作战群都配备了 1 名心理医生与 1 名临床心理技师。10 年来,海军舰队心理卫生保健与咨询的状况已发生了巨大变化。

2.心理治疗 部队成员心理健康是部队有效完成作战任务的重要保证。研究发现,认知-行为治疗法可有效缓解愤怒和抑郁的程度。医务人员可用作战任务的时间限制,要求士兵用自己的责任心控制自己的发怒反应和行为变化。采用个别或集体治疗法。重点是让每个发怒士兵回顾在发怒时自己是如何想的,有什么感觉,出现了哪些行为。帮助他们找出发怒的原因,要求他们用缓解发怒的思想代替能引起发怒的思想。

与发怒士兵相处需遵守的原则:①解除有潜在暴力行为士兵的武器;②与之谈话时要有两个人在场并有逃避的预案;③指派 1 名军衔与之相等的"同伴"帮助和监督之,并在往返心理咨询室的路上当护卫员,在住院期间当医疗服务员;④制定一个安全计划,要求他人不与之接触;⑤向直接或间接目睹发怒士兵错误行为的人了解情况,以便制定一个更有效的治疗方案。

如 2002 年 6 月,美陆军向阿富汗东北部地区派遣了一支心理健康(战斗应激)小队,其任务是维持部队成员心理健康,保持部队战斗力。该小队由 8 人组成,包括 2 名精神病科医生、1 名社会工作者、2 名资深心理健康专家、2 名一般心理健康专家和 1 名精神病科护士。2 名精神病科医生轮流兼任队长,90 天一轮换。在阿富汗共工作了 5 个月,治疗了 365 名发怒士兵,其中 23 名(6%)失去战斗力,不能归队,其余的 342 名(94%)归队。

3. 优待俘虏　士兵被俘作人质,按"精神致伤因子的重度"可与丧子失偶相比,是比患癌症更沉重的心理学应激因子,形成了独特的"俘虏心理"。

最近俄军学者 Янов НК 等对被俘释放后第 1 天的军人进行了调查,这些人中 70.8% 被俘作为人质 2.5～3 个月,16.7% 为 1～1.5 个月和 12.5% 为 8～9 天。对他们在临床检查的同时,还用神经精神适应试验进行包括心理健康状态评价在内的社会心理学和心理生理学调查。结果发现 45.8% 受检人员精神状态变化达到精神紊乱的极限程度。从疾病分类学上看,这些情况可认为是神经性反应(主要表现抑制性衰弱症状)和伤后应激紊乱。54.2% 的军人属精神状态变化的病前程度,其中只 30.8% 的人未见病前征兆。用神经精神适应试验对精神健康水平评价获得了类似的结果,41.7% 受检者属病前程度,58.3% 为"似乎处于有病状态"。临床检查材料和试验结果基本一致。

第五节　岗位环境更加舒适

在军队,任何战斗岗位都需要人来操作(就连无人机的飞行都需要人来实际操控),所以,人在战斗中的重要性不言而喻。

为了保证战斗的胜利,未来的军队都要注重作战岗位环境按照人机工效学的要求进行改造和革新,使之更加适合人员的生存与使用。

一、单兵系统

作为基本的作战平台,在当前与未来的军事行动中,士兵与机器人和无人驾驶飞机一样,将受到遥控指挥,以适应不同环境的作战要求。为了降低战场上的战斗减员,各国军队的军需部门、警察部队的反恐怖部门,都在积极研究适合不同作战条件下穿着的新型服装,这就是新的光纤服装。以便评估士兵的战斗能力,并及早发现士兵是否受伤及伤情的具体情况,通过非接触的方式来进行实时的有效处置,或决定是否撤离。

1.传感器服装　以安装传感器为主,不需要在身体上直接安装导线。通过传感器的实时光电转换,随时都可以来分析士兵的生理指标和总体身体状态,但这种服装的价格非常昂贵,只能在执行特殊任务的士兵身上使用。

2.伤情检测服　是美海军陆战队已装备的作战服装,看上去是极其普通的"内衣",但内部构造却新颖别致:在肚脐位置,安装有一个拾音器,在腰部则有微型无线电收发芯片,当士兵受伤的同时,伤处的光纤和导电纤维会立即被切断,准确显示出受伤的部位和范围。

3.抗休克裤　用橡胶膜制成的充气服,矫正体位性低血压,叫抗休克裤,分为单囊(现场急救用)和三囊两种(手术室、急诊室急救用)。

二、空气调节

在不同的海拔高度,缺氧的生物效应是不同的,海拔每升高100m,气温下降 0.6℃。在寒冷、高温环境下的医学救援,是一个非常紧急的行动,因为降(升)温的手段是影响救治的重大制约因素。

为了减少非战斗减员,必须改造武器装备封闭空间的内部环境,增加空气调节装置,保持局部温度的舒适,维护人员和设备的安全,保证作战需要。对于特殊个体(如飞行员),还可用加压面罩,不受通气量的限制,也不需要湿化,耗氧量少,吸氧浓度恒定,效果比较好,是常用的给氧方法。

三、防振防噪

任何武器装备,噪声和振动都是难以避免的,关键是如何按照相关的卫生标准,改进机械设备和环境条件,将这种噪声和振动的危害控制在允许的范围内,最大限度地减少对人体的伤害,减少军人的职业病。

四、落实"三防"

在单兵装备或武器装备的封闭空间内,需要增加设置防核武器、防化学武器、防生物武器的设备,在遭遇到这些武器攻击时就能够从容应对,减少人员的伤亡。

五、排泄系统

无论是飞行员,还是航天员,及时解决大小便的排泄问题,是一个非常重要的现实课题。如尿不湿,在现代战斗机上,通常都配备有专门的尿不湿,与空调的排水管连接,可以供飞行员长时间飞行时排出尿液;航天员也有类似的失重环境下的排泄装置。